BIBLIOTHÈQUE NATIONALE
R.F.
IMPRIMÉS

AF328214

LES ACTUALITÉS MÉDICALES

—

# La
# Mécanothérapie

# OUVRAGES DU MÊME AUTEUR

SYPHILIS CÉRÉBRALE ET PARALYSIE GÉNÉRALE PROGRESSIVE. — *Revue de médecine*, 1889.

MORPHINISME CHRONIQUE ET MORPHINOMANIE. — Publications du *Progrès médical*, 1890.

HYPNOTISME ET CROYANCES ANCIENNES. — Publications du *Progrès médical*, 1891.

TRAITEMENT DES FIBROMES UTÉRINS PAR L'ÉLECTRICITÉ. — *Archives générales de médecine*, 1892.

PATHOGÉNIE ET TRAITEMENT DU GOITRE EXOPHTALMIQUE. — *Revue internationale de médecine et de chirurgie pratiques*, 1895.

INSTALLATIONS SANITAIRES DES LYCÉES DE PARIS. — *Revue d'hygiène et de police sanitaire*, 1895.

TRAITEMENT DES MALADIES DES FEMMES PAR L'ÉLECTRICITÉ. — Publications du *Progrès médical*, 1896.

TRAITEMENT DES NÉVRITES PÉRIPHÉRIQUES PAR LE COURANT ALTERNATIF A BASSE FRÉQUENCE. — *Congrès de médecine de Moscou*, 1897. — *Congrès de l'A. F. A. S.*, 1897. — *Archives d'électr. méd. de Bordeaux*, 1897-1899.

RADIOSCOPIE ET RADIOGRAPHIE CLINIQUES. 1899, 1 vol. in-16 de 96 pages avec 11 figures. — *Actualités médicales*.. 1 fr. 50

FORMULAIRE ÉLECTROTHÉRAPIQUE DU PRATICIEN. 1899, 1 vol. in-18, 255 pages avec 34 figures, cartonné............... 3 fr. »

9864-00. — CORBEIL Imprimerie ÉD. CRÉTÉ.

# La
# Mécanothérapie

## Application du Mouvement
## à la Cure des Maladies

PAR

### LE Dʳ L. R. REGNIER

CHEF DU LABORATOIRE D'ÉLECTROTHÉRAPIE ET DE RADIOGRAPHIE
A L'HÔPITAL DE LA CHARITÉ

**Avec 6 figures dans le texte**

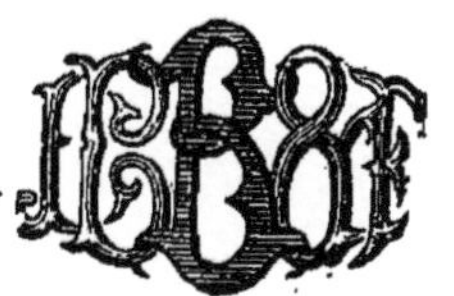

PARIS

## LIBRAIRIE J.-B. BAILLIÈRE ET FILS

19, RUE HAUTEFEUILLE, 19

1901

Tous droits réservés.

# LA
# MÉCANOTHÉRAPIE

## I. — DÉFINITION

Il y a un peu plus de cent ans que Cl.-J. Tissot proposa pour la première fois d'une manière scientifique d'appliquer la gymnastique à la cure des maladies (1). Mais à ce moment les doctrines médicales régnantes étaient peu favorables aux médications physiques et l'idée de Tissot ne donna lieu à aucun essai sérieux.

Ce n'est que pendant la seconde moitié du siècle, avec Triat, et surtout, depuis 1868, avec les Paz, les Soleirol, les Dally, que la gymnastique médicale fut chez nous sérieusement organisée et devint, sous le nom de *Kinésithérapie*, une branche importante de la thérapeutique physique.

A l'étranger, le Suédois Ling, qui s'était guéri d'une paralysie du bras droit, contractée dans un combat naval, par l'usage de l'escrime que lui avaient enseignée deux émigrés français, se consacrait à l'étude de la gymnastique et de ses applications à la médecine et fondait, en 1813, à Stockholm, avec l'appui de l'État, un *Institut central de gymnastique*, où il appliquait la

---

(1) Cl.-J. Tissot, *Gymnastique médicinale et chirurgicale ou Essai sur l'utilité du mouvement et des différents exercices du corps dans la cure des maladies*. Paris, 1780.

méthode qui est demeurée la base de ce qu'on appelle
encore aujourd'hui la *Gymnastique suédoise*. Il mourut
en 1839, mais il laissait des élèves, parmi lesquels on
peut citer surtout Liedberck et Georgii qui le premier
fit connaître en France la méthode (1) de son maître.
Cependant son livre fut peu lu et c'est surtout à
M. Dally qu'on doit la diffusion de cette variété de
gymnastique médicale dans notre pays.

D'autre part, le D^r Zander (de Stockholm), qui avait
longtemps pratiqué la méthode de Ling, imagina, il y
a environ quarante ans, un ensemble d'appareils destinés à opérer automatiquement sur les malades les
mouvements qui exigent autrement le concours d'aides
spéciaux et exercés, et il en fit connaître à Paris, en
1878, l'emploi méthodique, sous le nom de *Gymnastique mécanique suédoise*. Fort appréciée en Suède
et en Allemagne, où elle est appliquée dans de nombreux établissements, cette méthode, sous le nom de
*Mécanothérapie*, a été récemment installée à Paris.
Elle constitue donc, pour les médecins français au
moins, une véritable actualité médicale.

Mais à côté de la méthode de Zander, il existe aussi
des procédés de *Kinésithérapie* utilisant la vibration
mécaniquement produite par des appareils électriques
et qui, par leurs effets physiologiques et thérapeutiques, doivent à notre avis être compris dans la mécanothérapie, dont ils ne sont qu'une variante.

C'est pourquoi nous les décrirons et donnerons
aussi leurs indications et contre-indications.

(1) Georgii, *Kinésithérapie ou Traitement des maladies par le
mouvement selon la méthode de Ling*. Paris, 1847.

## II. — LA GYMNASTIQUE EN GÉNÉRAL

La gymnastique est la science des effets des exercices du corps au point de vue de leur action physiologique d'abord et ensuite de leur adaptation à un but déterminé : amélioration du corps au point de vue esthétique, entraînement pour certaines professions, *aptitude militaire*, athlétisme, effets thérapeutiques. C'est de ces derniers seuls que nous aurons à nous occuper.

**Subdivision.** — Il y a, en effet, une distinction fondamentale à faire dans la pratique entre la *gymnastique éducative* et la *Kinésithérapie*.

La première tend à développer au maximum de puissance les diverses aptitudes physiques de l'individu sain, à maintenir l'équilibre et l'harmonie de ses fonctions, à augmenter son endurance à la fatigue, sa résistance à l'action, parfois nuisible, des agents extérieurs : température, humidité, etc. La seconde est destinée soit à modifier de fâcheuses tendances héréditaires (arthritisme), à fortifier un terrain appauvri (lymphatisme), soit à remédier à des affections ou infirmités acquises : atrophie musculaire, ankyloses osseuses, scolioses, obésité et autres maladies dans le traitement desquelles elle a un rôle plus ou moins important à jouer.

**Effets physiologiques des exercices.** — La physiologie nous enseigne que, même lorsque le corps est en équilibre dans la station debout, certains muscles, pour le maintenir dans cette position, accomplissent un travail, d'autres restant au repos. Mais toutes les fois qu'il se produit un changement dans les attitudes il y a deux forces en jeu : l'une qui provoque le mou-

vement, la flexion des bras par exemple, l'autre, anta-
goniste, qui modère l'action des muscles fléchisseurs et
met en jeu l'élasticité des extenseurs. En dehors de
ces actions modératrices ou antagonistes, il y a aussi
des actions dites synergiques. Dans tout mouvement
qui se produit, il y a plusieurs muscles en jeu : l'un, le
principal, qui accomplit la plus grande partie du mouvement ; les autres, accessoires, qui viennent en aide au
premier, soit pour l'aider à supporter le poids à soulever, soit pour diriger l'action dans un certain sens.
De sorte qu'un mouvement met toujours en jeu un
nombre plus ou moins considérable de muscles, soit à
l'état actif : ce sont ceux qui se contractent ; soit à
l'état passif : ce sont les antagonistes. Il en résulte
qu'il existe pour les muscles des mouvements actifs
(contraction), des mouvements passifs (extension).

La contraction active entraînant un plus grand
travail du muscle nécessite pour celui-ci une plus
grande quantité d'oxygène et de glycogène, d'où pendant l'exercice actif, si modéré qu'il soit, l'accélération de la circulation et de la respiration. D'autre part,
on a remarqué que tout muscle qui ne travaille pas
s'amaigrit ; ses fibres deviennent plus minces, moins
riches en myosine et, dans certains cas, lorsque la circulation de retour ne se fait pas très bien, ils se sur-
chargent de graisse. Au contraire, le muscle qui travaille activement s'épaissit et se fortifie. Ce sont là les
effets locaux de l'exercice.

L'accélération de la circulation et de la respiration,
la malaxation de la peau et des glandes sudoripares
pendant les mouvements, la production de chaleur
liée au travail musculaire augmentent l'élimination
de la sueur, et par cela même celle des sels, de l'urée,

de l'acide urique et des acides gras, de la lécithine, en
un mot de tous les déchets organiques qui passent par
cette voie, ce qui soulage à la fois les reins, les poumons et le foie. Enfin, la gymnastique oblige le système
nerveux à une grande régularité de fonction, ce qui
fait d'elle un excellent moyen sédatif et régulateur.
Ce sont les effets généraux.

La gymnastique utilise ces effets locaux sur les
articulations et les muscles dont elle entretient ou
augmente la souplesse et la vigueur, et ces effets généraux pour régulariser et accélérer la nutrition
générale. Mais le travail actif des muscles et des
articulations ne se fait pas sans un certain effort qui
nécessite une plus grande tension de la volonté et
amène une augmentation assez notable de la pression artérielle, en même temps que l'accélération de
la circulation et de la respiration ; si les exercices
ne sont pas convenablement réglés, il se produit des
palpitations et de l'essoufflement, pour peu que le
sujet se livre à un travail hors de proportion avec
ses forces ou qu'il ne soit pas encore suffisamment
entraîné. C'est cet effort excessif qu'il faut savoir
éviter, et c'est pour cela que les exercices sont gradués
dans les gymnases de manière à éviter aux élèves ou
aux malades la fatigue et l'essoufflement. Mais cette
seule graduation ne peut toujours suffire ; pour peu
que certains muscles soient plus particulièrement
affaiblis, que la circulation ou la respiration soient
entravées, il faut que les exercices soient modifiés, et
c'est pour cela qu'ont été créées les diverses méthodes
aujourd'hui usitées.

**Méthodes gymnastiques.** — Les méthodes actuel-
lement employées sont : 1° la méthode française, com-

prenant la gymnastique sans appareils : attitudes, exercices divers, sauts, courses, escrime, chant, etc., et la gymnastique avec appareils, qui est surtout composée de mouvements actifs ; 2° la méthode suédoise enseignée par Ling, quelque peu modifiée dans ses applications par ses successeurs, mais dont le principe, très simple en apparence, fait la principale valeur. Il consiste à décomposer les mouvements et à limiter la contraction à tel ou tel groupe de muscles qui ont besoin d'être traités. Ce principe se retrouve en électrothérapie où il a été consacré par les belles recherches de Duchenne (de Boulogne) et donne, en effet, les meilleurs résultats, en combattant le mal à l'endroit précis où il siège. Cette excitation localisée, qui est facile à réaliser avec un courant électrique, est plus difficile à obtenir en gymnastique, et cependant on y arrive par le procédé suivant. On place dans l'état passif les muscles autres que ceux qu'on veut faire agir, en donnant au tronc ou aux membres une position déterminée dans laquelle on les fixe en s'aidant soit de l'action de l'équilibre, soit de courroies, soit d'aides. Le segment du corps sur lequel on veut agir est ensuite mis en mouvement dans une direction déterminée en prenant le point d'appui sur le segment fixé. Le mouvement est exécuté soit par l'intermédiaire du gymnaste qui le dirige, tandis que le patient lui résiste, soit par le patient lui-même auquel le gymnaste résiste. Dans les deux cas, l'action, aussi bien que la résistance, doivent être *longues, continues, égales*. Il faut de plus que l'une et l'autre soient mesurées avec précision afin de ne pas dépasser l'effet utile. C'est ce qui constitue dans le système de Ling la *méthode manuelle* ou *de l'opposant*. Si, par

exemple, on doit faire faire au patient un mouvement
d'extension du bras, pendant que le malade cherche à
accomplir ce mouvement, le gymnaste, lui tenant la
main, oppose une résistance plus ou moins grande,
sans toutefois arrêter complètement l'action. Il faut
donc au malade un déploiement de force en rapport
avec la résistance qui lui est opposée, et le gymnaste,
s'il sait bien calculer celle-ci, peut augmenter ou
diminuer à volonté le travail de celui qu'il exerce. On
peut appliquer ce principe aux jambes, aux épaules,
aux hanches, à la tête, en un mot à tous les groupes
de muscles qui peuvent avoir besoin d'être traités.
Mais le gymnaste n'a pas à sa disposition que la seule
ressource de sa propre force musculaire, qui pourrait
être insuffisante lorsqu'il s'agit de s'opposer à l'action
de muscles puissants, comme ceux des cuisses ou
de la colonne vertébrale. Il a à sa disposition les attitudes et certains appareils accessoires. Ainsi, quand
il n'a qu'une résistance très faible à fournir au mouvement de redressement du tronc, il lui suffit de se
placer debout derrière le patient assis sur un tabouret, d'appliquer la main dans le dos de celui-ci en
luttant par une poussée en avant contre l'effort qui
reporte le tronc en arrière.

Mais alors la résistance est faible. Pour l'augmenter,
l'attitude est différente. C'est le malade qui va avoir
à soulever le poids du gymnaste. Pour cela, il se
place derrière une barre de bois placée à la hauteur
des hanches, tandis que le gymnaste opposant s'assied de l'autre côté sur un tabouret et prend un point
d'appui en arc-boutant son pied sur la barre. Les deux
hommes se saisissent ensuite les mains. Le malade se
laisse d'abord attirer en avant, puis cherche à se

redresser. Le gymnaste peut alors lui opposer une force très considérable et capable d'imposer aux muscles du patient le maximum d'effort dont ils sont capables.

Un exercice qui demande une force encore plus considérable est le suivant : On étend le patient sur une banquette horizontale, de telle façon que toute la partie du corps qui est au-dessus des hanches soit en dehors. Une courroie maintient les jambes de façon à empêcher la chute en avant et à fournir un point d'appui lorsque le tronc, qui est fléchi vers le sol par l'action de la pesanteur, doit être relevé par la mise en action des muscles dorsaux jusqu'à l'horizontale et même au delà. Il faut, pour arriver à ce but, déployer une très grande force, et, pour peu qu'on exerce une résistance sur la tête ou les omoplates, l'effort est énorme.

Ainsi, dans la gymnastique suédoise, il existe une foule d'exercices dans lesquels l'effort musculaire croît ou décroît progressivement d'intensité, et on peut, parmi toutes leurs variantes, choisir celle qui s'adaptera le mieux à la force musculaire du malade. Il en est d'ailleurs de même dans les exercices de la gymnastique française.

La différence consiste surtout dans l'existence dans la gymnastique suédoise des *exercices passifs* qui suppriment tout effort de la part du malade. Celui-ci, en effet, n'exécute pas le mouvement, mais le subit. C'est le gymnaste qui imprime aux membres ou aux divers segments du corps du malade les déplacements en divers sens, tandis que celui-ci s'aide ou résiste. Il en résulte qu'il n'a aucun effort à faire et que, quelque affaibli qu'il soit, il peut supporter l'exercice sans essoufflement ni fatigue, à la seule condition que celui-ci soit convenablement dosé par le gymnaste. On obtient ainsi de bons effets locaux de l'exercice en réduisant les effets généraux au minimum.

Il y a encore entre la gymnastique suédoise et la gymnastique française une différence fondamentale.

Dans cette dernière, en effet, on provoque toujours une sorte de synthèse des mouvements, car toute contraction volontaire des muscles, lorsque le corps est libre, est limitée, nous l'avons dit, par l'action de ses antagonistes, en sorte que l'*effort* se trouve en quelque sorte doublé. Au contraire, en décomposant le mouvement et en maintenant artificiellement le corps en équilibre, comme on le fait dans la gymnastique suédoise, on peut réduire l'effort au minimum et le faire supporter à des sujets même très affaiblis sans inconvénient pour eux.

La localisation des mouvements à un muscle ou à un groupe de muscles a encore un autre avantage au point de vue thérapeutique : c'est de faire travailler surtout les muscles qui sont malades et d'éviter les tricheries instinctives produites par les actions synergiques. En effet, quand, dans un mouvement volontaire, les muscles qui doivent l'accomplir sont insuffisants, lorsque les articulations ont perdu leur mobilité normale, il s'établit des suppléances et ce sont les muscles ou les articulations voisines qui font la besogne, si bien que les éléments malades n'ont aucune tendance à se restaurer par eux-mêmes. Il faut donc trouver un moyen d'exercer isolément soit les muscles défaillants, soit les articulations rouil-lées. Pour les muscles, on a le choix et on peut, soit leur faire exécuter, par l'intermédiaire du courant électrique, une série de contractions dont on gradue à volonté l'importance et le nombre, et qui constituent pour eux un exercice sans fatigue, soit les soumettre à l'action de la gymnastique. Pour les articulations, c'est la gymnastique qui est le meilleur remède, et ici la méthode de Ling fournit d'excellents éléments de traitement.

**Mécanothérapie.** — Ce sont ces deux principes : gymnastique de l'opposant et exercices passifs, qui forment la base de la *Mécanothérapie*, telle qu'elle a été créée par Zander. Mais celle-ci constitue un progrès en ce sens que l'aide gymnaste, auquel il faut beaucoup de science, de tact et d'attention, est remplacé par des machines dont la force a été déterminée d'avance et est marquée sur une graduation à laquelle celui qui les met en mouvement n'a qu'à se reporter pour exécuter ponctuellement l'ordonnance faite au malade. Ainsi les chances d'erreur sont réduites au minimum et il suffit au médecin de voir de temps en temps les patients à leurs exercices et de mesurer les progrès acquis soit au dynamomètre, soit par d'autres moyens, pour que le traitement soit suivi selon toutes les règles. La localisation des mouvements, son dosage, sont d'autant mieux assurés que la machine employée n'est pas, comme l'organisme humain, sujette à la fatigue et que la résistance qu'elle oppose ou l'impulsion qu'elle donne peuvent être toujours identiques à elles-mêmes et ne varient qu'au gré de la volonté du médecin. En dehors des mouvements actifs et passifs, Ling avait compris dans sa méthode un grand nombre de *manipulations* faites par le gymnaste sur le corps du malade sous les noms de pression, frottement, friction, sciage,

pétrissage, trépidation, vibration, hachement, tapotement, etc. Par une de ces anomalies qui ne sont pas
rares dans l'évolution de la science médicale, ces pratiques se sont peu à peu détachées de celles de la
gymnastique, pour prendre, dans les mains du D<sup>r</sup> Metz-
ger (d'Amsterdam), le nom de *massage*. Les pratiques
de ce dernier ne diffèrent de celles de la gymnastique
suédoise que parce qu'on masse surtout directement
sur la peau, tandis que les *manipulations* se font
principalement sur les régions couvertes du corps. Or,
ces pratiques n'ont, dans la plupart des cas, de valeur
véritable que si elles sont associées, dans une mesure
plus ou moins large, aux mouvements actifs ou passifs de la gymnastique, et cela est si vrai que nous
trouvons dans la nomenclature des appareils de la
*Mécanothérapie* tout ce qui est destiné au massage.
Sous ce rapport encore la machine réglée nous paraît
dans bien des cas supérieure, au point de vue pratique, à l'aide plus ou moins bien exercé. Le massage
manuel, dans beaucoup de ses applications, doit rester
l'apanage exclusif du médecin.

Le seul inconvénient de la gymnastique mécanique
est qu'en raison même de son principe elle nécessite
l'emploi d'appareils nombreux et variés qu'il faut bien
connaître pour les adapter à chaque cas particulier.
Elle ne peut, par conséquent, entrer dans la pratique
de tous et reste forcément l'apanage des spécialistes.
Mais il en est de même pour la plupart des médications physiques. L'hydrothérapie, l'électrothérapie,
en dehors de quelques moyens qui sont à la portée
de tous les médecins, ne donnent véritablement tous
leurs effets que dans les mains des spécialistes complètement outillés et ayant à leur disposition les res-

sources variées qu'offre l'agent physique qu'ils emploient. Il n'en est pas moins intéressant pour tous les médecins de connaître les effets thérapeutiques des médications physiques, les états morbides auxquels elles sont applicables, les indications d'une modalité plutôt que d'une autre dans un cas donné, les contre-indications de ces méthodes et leurs inconvénients lorsqu'elles sont appliquées à tort. Aussi nous efforcerons-nous surtout, ici, de bien déterminer la véritable place de la *Mécanothérapie* dans l'arsenal de la thérapeutique contemporaine.

## III. — LES APPAREILS

La méthode de Zander comporte l'emploi de trois groupes d'appareils : 1° *appareils à mouvements actifs*; 2° *appareils à mouvements passifs*; 3° *appareils d'orthopédie*. Mais en dehors de ceux-ci, il me faudra décrire les *appareils électriques* pour le massage vibratoire, qui fait aussi partie de la Mécanothérapie.

Tous les appareils Zander sont construits de telle façon que, une fois le sujet correctement placé, aucun groupe musculaire, aucun segment de membre autre que celui qui doit être traité n'entre en action, de sorte que le mouvement sera toujours correctement exécuté comme direction, comme amplitude et comme énergie.

La forme du mouvement, son amplitude dépendent de la forme de l'appareil; aussi chacun d'eux est-il désigné par une lettre et un chiffre. La lettre indique la partie du corps mise en jeu, le chiffre la forme du mouvement. Les résistances dans les appareils à mouvements actifs, les poids dans les appareils orthopédiques, l'amplitude et la vitesse sont cotés sur les leviers ou manettes. Il est donc facile au médecin d'indiquer à l'aide, en une note très courte et pour un malade donné, les appareils à mettre en jeu, la puissance à utiliser pour la résistance, la vitesse et l'intensité du mouvement.

**Appareils à mouvements actifs.** — Ce sont ceux que le malade lui-même mettra en mouvement. Ils sont divisés en trois séries correspondant : l'une aux mouvements des membres supérieurs, A ; la seconde à ceux du membre inférieur, B ; la troisième à ceux du tronc, C.

La résistance que les muscles ont à vaincre est représentée par un contrepoids mobile le long d'une règle graduée (fig. 1). Le déplacement du poids augmentant ou diminuant la longueur du levier sur lequel agit la résistance, l'effort que les muscles ont à faire peut être mathématiquement déterminé depuis zéro jusqu'au maximum, et il est possible de l'augmenter progressivement, soit à chaque séance nouvelle, soit pendant le cours même de la séance.

De plus, le levier est articulé de manière à se déplacer dans une direction unique, celle que doit prendre le membre ou le segment de membre mobilisé. Les membres étant, de même que le tronc et la tête, mobiles dans plusieurs directions, il y a donc un appareil pour chacune d'elles : l'extension, l'abduction, l'adduction et la circumduction.

En pratique cependant, grâce à un artifice de mécanique, un même appareil peut donner successivement deux mouvements opposés. Il suffit de renverser le levier porteur du contrepoids pour transformer l'appareil à flexion en appareil à extension, l'appareil

BIBLIOTHÈQUE NATIONALE — R.F. — IMPRIMÉS

2

à adduction en appareil à abduction, et ainsi de suite pour la rotation et la circumduction.

En plus de l'influence de la direction du levier osseux, il faut aussi compter le degré de contraction du muscle pour apprécier la puissance effective du travail accompli, et Schwann a montré que la force absolue du tissu musculaire diminue à mesure qu'il se raccourcit en se contractant. En se basant sur le théorème du parallélogramme des forces, Zander a donc établi ses appareils de façon que le levier de la machine ait sa résistance maximum quand le levier osseux du membre agissant se trouve dans l'attitude qui permet le plus grand développement de force, et qu'il y ait ensuite une proportion exacte entre la résistance à vaincre et la force que le muscle fournit. Cette disposition a une grande importance au point de vue thérapeutique. Si, en effet, comme il arrive avec d'autres appareils, ceux à traction élastique par exemple, la résistance augmente à mesure que la force effective du muscle décroît, il faut, pour que celui-ci la surmonte, que le système nerveux central lui fournisse un supplément d'excitation motrice ; d'où surcroît de dépense d'énergie nerveuse et augmentation de la fatigue. Ce supplément d'effort, qui n'a pas d'inconvénients pour l'individu sain et contribue au contraire à augmenter son endurance, peut être dangereux chez les malades dont le système nerveux est débilité, comme les neurasthéniques ou chez les cardiaques, auxquels il faut de l'exercice sans fatigue.

Toutes les fois, en effet, qu'un muscle donne son maximum d'effort, il se produit une synergie retentissant sur le cœur, le poumon et l'abdomen, qui pourrait être fort préjudiciable à des organes malades.

C'est ce qu'on n'a pas à craindre avec les appareils de Zander, en vertu du principe que je viens d'exposer.

**Appareils à mouvements passifs.** — Ceux-ci

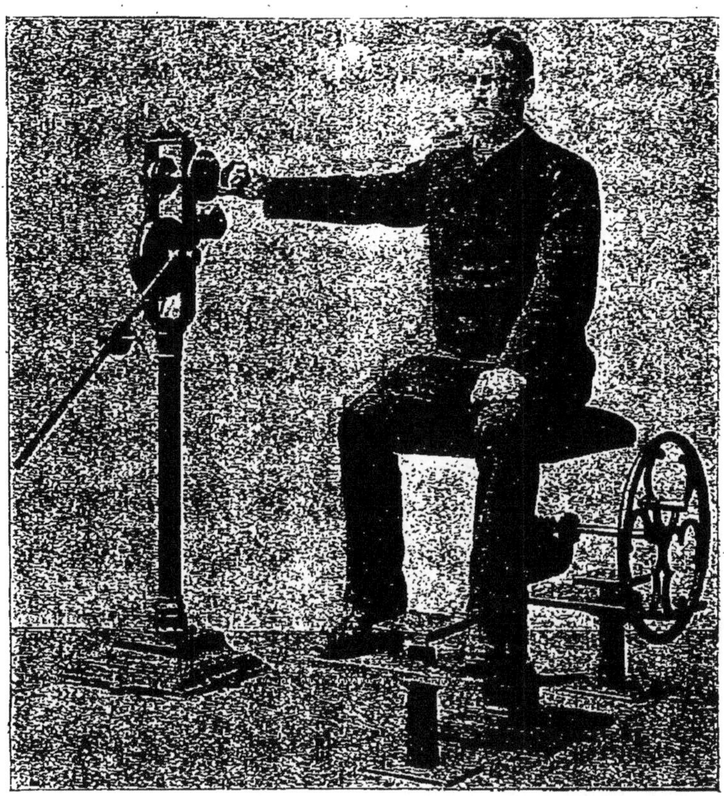

Fig. 1. — Appareil pour rotation active du bras.

sont mus par une force extérieure (vapeur, gaz, électricité), car ils servent à communiquer au corps ou aux membres des mouvements pour lesquels la volonté du sujet n'a pas à intervenir et où il n'a pas d'effort musculaire à faire.

Dans la méthode de Zander, ces appareils sont divisés en trois classes.

I. Appareils a mouvements passifs proprement dits. — Ils sont destinés à faire mouvoir les parties du corps suivant la direction que leur imprimerait la contraction spontanée des muscles. Ces mouvements sont, dans la gymnastique suédoise, exécutés par un aide.

Il y a huit appareils de ce genre : quatre pour les mouvements des doigts et des poignets; un pour l'extension forcée de la colonne vertébrale avec élévation passive des épaules; un pour la torsion passive du tronc, le thorax restant immobile; un pour l'élévation et la mobilisation en avant, en arrière, à droite et à gauche du bassin; un pour la circumduction passive de la cuisse sur le bassin. C'est la série E.

II. Appareils de balancement. — Ce sont des appareils à siège sur lesquels le malade s'assied et qui ont pour but de communiquer au corps des oscillations, à volonté unilatérales ou bilatérales. Ils appartiennent à la série D, et sont au nombre de trois. Sur les deux premiers, on s'assied les jambes pendantes; le troisième est muni d'une selle et imprime à celui qui le monte un mouvement assez analogue à celui du trot doux d'un cheval.

III. Appareils a manipulations mécaniques. — Ce sont ceux qui doivent remplacer les manipulations de Ling, autrement dit le *massage*. Ils sont répartis en quatre groupes, F, G, H, J.

F désigne les *appareils à vibration*. Il y en a deux. Le premier (fig. 2), appelé aussi *grand vibrateur*, est fait pour communiquer aux membres inférieurs des vibrations d'intensité graduée, mais de fréquence toujours identique (300 par minute). Le malade est assis sur une chaise, et place soit ses talons, soit ses mollets, sur la banquette horizontale de l'appareil. On peut aussi, en articulant sur l'arbre vertical situé à

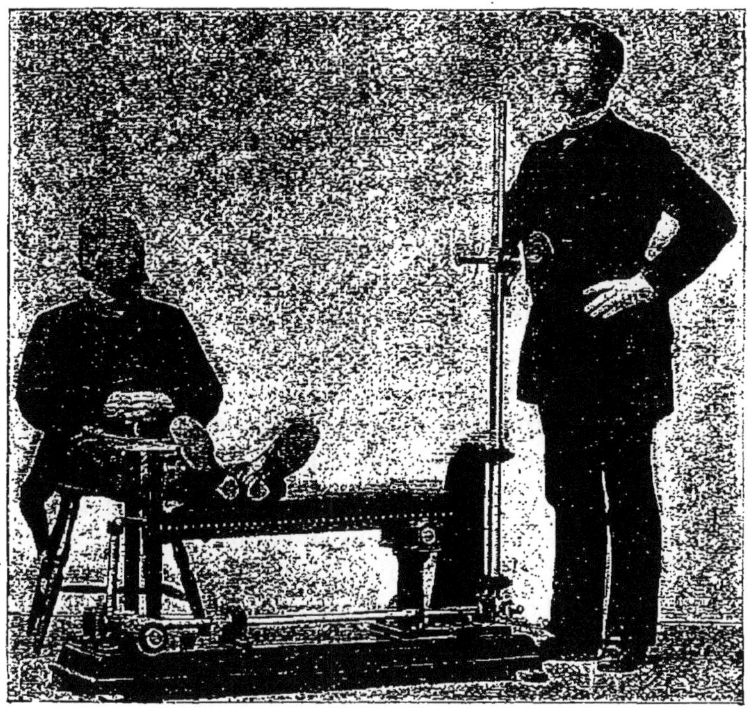

Fig. 2. — Grand vibrateur.

l'extrémité gauche de la banquette des branches horizontales terminées par des tampons, des pelotes ou des croissants, procéder au massage vibratoire de l'estomac, de l'intestin, du cœur, des troncs nerveux ou des membres. Pour la face, on utilise des poires en caoutchouc creux. Si on veut, avec cet appareil, procéder à la vibration totale du corps, on fait asseoir le malade sur la banquette et on obtient des effets analogues à ceux que le professeur Charcot attribuait au fauteuil trépidant qu'il avait fait construire pour le traitement de la paralysie agitante.

Le second appareil communique au corps un mouvement vertical moins rapide et plus étendu que le précédent.

Dans la série G, nous trouvons les *appareils à tapotement* destinés au massage du dos ; les branches actives, en même temps qu'elles accomplissent une série de mouvements comparables à ceux des marteaux de piano qui frappent les cordes, se déplacent automatiquement de haut en bas, allant de la nuque au sacrum.

Un appareil est pour le tapotement des membres supérieurs, un autre pour les membres inférieurs. Leurs branches se déplacent aussi de haut en bas par la manœuvre d'une tige courbe munie d'une poignée que le malade manœuvre lui-même.

Le *pétrissage* s'exécute avec un des appareils de la série H. Le malade est couché sur une banquette mobile de façon que la région épigastrique et la partie médiane du ventre entrent en contact avec une série de cinq roulettes en bois animées d'un mouvement de haut en bas. Pour que le pétrissage porte successivement sur l'hypocondre et l'épigastre, le cadre de la planchette sur laquelle est couché le malade exécute un va-et-vient qui promène le ventre sur les roulettes.

Pour la *friction*, il existe six appareils qui constituent la série J. — Les deux premiers servent pour le massage du membre supérieur et des doigts. Deux courroies verticales et parallèles, présentant sur celles de leurs surfaces qui se regardent une série de renflements réguliers, sont animées d'un mouvement de va-et-vient en sens inverse. Le malade introduit son membre supérieur entre les deux courroies en mouvement et l'y pousse du poignet à l'épaule et *vice versa* en soutenant sa main sur une barre horizontale et mobile qui guide ses mouvements. L'appareil utilisé pour les doigts est construit d'une façon analogue.

Dans celui qui sert au frottement des membres inférieurs, les courroies sont remplacées par des lames horizontales à saillies régulièrement espacées et qui s'écartent en faisant ressort sur la jambe qu'on place entre elles. Elles exécutent, comme les courroies, un mouvement de va-et-vient. Une manivelle manœuvrée par le malade qui reste debout lui permet de déplacer les lames frottantes sur toute l'étendue du membre inférieur.

Dans celui qui est destiné à la friction de la plante des pieds, la partie active est constituée par un gros cylindre dont la surface est revêtue de saillies parallèles à son grand axe. Le malade applique ses pieds sur le cylindre de façon que leur axe soit perpendiculaire à celui du cylindre.

Le cinquième appareil se compose d'une sorte de chaise longue percée à son centre d'une ouverture et mobile sur des rails. Dans l'ouverture tourne une roue capitonnée sur laquelle la région lombo-dorsale du malade est promenée par le déplacement de la chaise longue.

Le sixième se compose de deux pelotes montées sur une tige animée d'un mouvement circulaire. Il sert à la friction de l'abdomen et imite le mouvement manuel des masseurs.

L'intensité de la friction dans les cinq premiers de ces appareils est réglée par un contrepoids; dans les autres par le rapprochement plus ou moins intime du corps et de l'appareil.

**Appareils électriques pour le massage vibratoire.** — Avant la description des appareils d'orthopédie, nous devons placer ici celle des appareils électriques qui servent surtout au massage vibratoire dans ses diverses formes.

C'est Vigouroux qui, en 1878, commença à la Salpêtrière une série d'expériences en vue d'étudier l'action des vibrations mécaniques sur certains états nerveux.

Il employait à cet effet un gros diapason qu'on faisait résonner à l'aide d'un archet et qui était monté sur une caisse de résonance. Avec cet appareil, il fit disparaître l'hémianesthésie ou les contractures chez les hystériques aussi rapidement qu'avec l'aimant ou les étincelles statiques. Chez une ataxique, il calma les crises douloureuses des jambes, en les lui faisant introduire dans la caisse de résonance. Schiff, qui dans le même temps se livrait à des expériences analogues, arriva à conclure, comme Vigouroux, que la vibration mécanique a une action sédative très nette sur le système nerveux. Boudet (de Paris), de son côté, essayait ces vibrations pour le traitement de la douleur. Il avait remarqué qu'en appliquant une tige vibrante chez un sujet sain sur un point sensible, la région sus-orbitaire, par exemple, on fait apparaître, au bout de cinq à vingt minutes suivant les sujets, une analgésie et même une anesthésie qui peut persister un quart d'heure et plus. Cette analgésie se produit d'autant plus rapidement qu'on agit plus près d'un rameau sensitif, que les tissus qui le recouvrent sont moins épais et le plan sous-jacent plus résistant; c'est pourquoi l'anesthésie apparaît plus tôt sur la face et le crâne que sur les membres inférieurs. Il constata de plus qu'en appliquant le vibrateur sur le crâne on peut sentir, en mettant les doigts sur les apophyses mastoïdes, que les parois osseuses se mettent à vibrer à l'unisson du diapason. Si l'action est un peu prolongée, il survient chez certains sujets une sensation de vertige ; mais chez la plupart c'est plutôt un engourdissement avec tendance au sommeil. En Angleterre, Mortimer Granville, qui poursuivait depuis 1877 des recherches analogues à l'aide d'instruments qu'il nomme *percuter*, arriva à peu près aux mêmes constatations. Il pense que la vibration rend au nerf son énergie perdue et qu'ainsi s'explique son action. Le percuter, comme le vibrateur de Boudet, peut avoir sa partie active terminée par un disque, un marteau ou une brosse, suivant la région sur laquelle on doit agir. Dans un cas même les vibrations avaient été transmises à un pied par l'intermédiaire de l'eau d'une cuvette pour une douleur rhumatismale qui avait été ainsi grandement soulagée.

Dans le même ordre d'idées et en vue surtout d'agir sur le crâne, et par son intermédiaire sur le cerveau, Larat et Gautier, qui avaient continué avec Gilles de la Tourette les expériences de Boudet à la Salpêtrière, ont fait construire un casque vibrant. Il est composé de lames séparées, réunies à leur base par une sorte de ressort qui le fait ressembler quelque peu au conformateur des chapeliers. Les plaques sont réunies par leurs extrémités supérieures à un plateau métallique sur lequel est fixé un petit moteur électrique actionné par un élément de pile. Le moteur peut donner jusqu'à 6 000 tours à la minute ; les vibrations qu'il détermine sont très régulières. Un système très facile à manier permet de graduer le nombre et l'amplitude des vibrations. Le casque provoque chez les sujets sains, au bout de six ou huit minutes, une sensation d'engourdissement et quelquefois de sommeil.

Le casque, comme les autres vibrateurs, agit certainement sur le cerveau, car avec lui, comme avec les autres, on peut faire disparaître au moins momentanément les névralgies et les migraines. Il semblerait même, d'après un fait mentionné par Charcot dans ses leçons, que la vibration se transmet jusqu'à la moelle ; il a vu en effet chez les neurasthéniques les manifestations spinales : plaque sacrée, faiblesse des membres inférieurs, impotence sexuelle, s'amender ou disparaître par la seule action du casque. Pour produire la vibration générale, si utile aux malades atteints de paralysie agitante, le D$^r$ Jegu, élève de Charcot, aidé de M. Solignac, ingénieur, a fait construire un fauteuil trépidant, qui, mû par un mécanisme spécial, est animé de mouvements de trépidation rapide autour de deux axes, l'un vertical et l'autre latéral. Ces mouvements combinés et contrariés produisent une sensation assez analogue à celle qu'on éprouve sur la banquette d'un wagon en marche dans un train rapide.

Comme appareil à vibration générale, il nous semble inférieur à ceux de Zander. Gaiffe vient de créer un modèle à moteur électrique beaucoup plus perfectionné et dont les effets seront probablement supérieurs. Au contraire, les appareils à vibration locale mus par l'électricité ont sur ceux de Zander plusieurs avantages ; le premier, c'est qu'ils sont plus à la portée de tous les médecins ; le second, c'est que le nombre des vibrations peut être beaucoup plus considérable, et nous verrons que cela a son importance ; le troisième, c'est que leur faible volume leur permet de s'adapter au massage des muqueuses de la gorge, de l'oreille et du nez, des yeux.

Le plus simple est le diapason électrique qui est mû et entretenu en vibration par l'intermédiaire d'un électro-aimant dont il constitue l'armature. Le courant d'un seul élément de pile suffit à l'actionner. Pour la vibration localisée, Boudet a disposé son diapason sur une tablette en ébonite. Une poignée permet de tenir l'appareil à la main. Sur le point de la planchette où les vibrations du diapason se répercutent avec le maximum d'intensité, est fixée une petite tige métallique terminée par une pointe mousse qu'on applique sur le trajet du nerf souffrant. Les vibrations mécaniques sont ainsi concentrées sur un point et il suffit en général de quelques minutes d'application pour faire cesser les accès névralgiques les plus douloureux, au moins pendant quelques heures.

Bourcart (de Genève) emploie comme générateur un moteur électrique qui peut imprimer à son appareil jusqu'à 15 000 vibrations par minute. Ici la tige rigide des diapasons et autres vibrateurs est remplacée par une tige flexible en acier ou en baleine qui transmet son mouvement à un manche sur lequel se fixe l'appareil de massage. Lorsque cette tige souple entre en vibration, il se forme *un ventre* à son niveau et un *nœud* à celui de l'appareil terminal de la tige qui transmet ainsi le mouvement vibratoire sans subir lui-même aucun déplacement.

Les appareils de massage électrique fondés sur ce principe peuvent se ramener à deux types principaux : appareils portatifs, appareils fixes. Le type des premiers est le manche de Garnault, qui sert pour le massage vibratoire électrique des muqueuses et des cavités oto-rhino-pharyngiennes. Il se compose d'une petite machine dynamo renfermée dans un étui de bois; une lame de platine est enfilée très excentriquement sur l'axe de la bobine. A chaque tour de celle-ci, l'instrument tout entier et le bras de l'opérateur sont entraînés successivement en avant, latéralement à droite, en arrière, latéralement à gauche, puis en avant par suite de l'excentricité de la lame mise en mouvement (fig. 3).

Il se produit ainsi simultanément des vibrations axiales et transversales analogues à celles qu'on peut, mais seulement après un long exercice, exécuter avec le bras. Le manche qui renferme la machine Gramme peut être tenu à la main. Il est relié par son extrémité inférieure aux pôles d'une source d'électricité (pile, accumulateur, ou secteur d'éclairage); l'autre extrémité porte la sonde appropriée. Cet instrument a l'avantage de ne pas produire de chocs brusques, les deux phases de la vibration double dans le sens

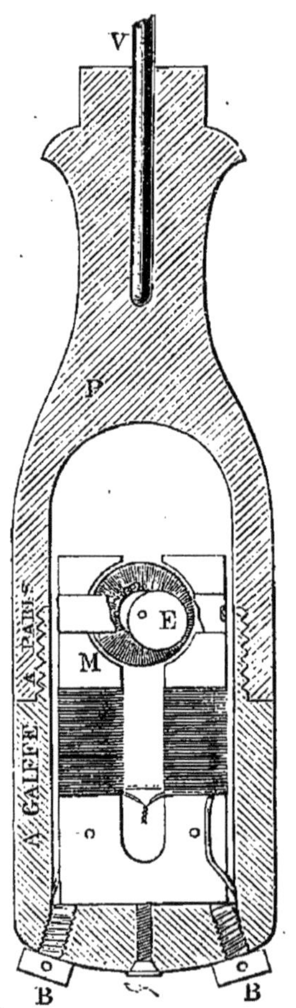


Fig. 3. — Manche vibrateur du Dr Garnault.

axial et dans le sens transversal étant régulièrement progressives en forme d'onde et non de chocs, tandis que le vibrateur de Frendenthal, qui est une sorte de trembleur électrique renfermé dans un manche, fournit, comme les diapasons d'ailleurs, surtout des chocs et seulement des vibrations axiales. Or, en ce qui concerne le massage des muqueuses, la vibration double dans le sens axial et transversal est la plus utile, sinon la seule. Le manche de Garnault peut d'ailleurs se prêter à la vibration externe et généralisée. Il consomme en moyenne pour la première 4 à 5 volts et 2 ou 3 ampères, pour la seconde 10 à 12 volts et 5 à 6 ampères.

Dans le second type, le moteur est fixe, le mouvement de rotation se transmet, transformé par l'intermédiaire d'une tige flexible en acier, à un manche universel auquel on relie les divers *concusseurs* qui servent pour le massage. De ceux-ci, il existe plusieurs types : les uns se composent de plaques d'ébonite au centre desquelles s'articule en genouillère une tige d'acier dont l'extrémité libre se monte sur le manche universel. Cette tige est légèrement coudée, ce qui fait que l'extrémité engagée dans la genouillère décrit une circonférence autour de l'axe de rotation, tandis qu'au niveau de la genouillère se produit le nœud qui transforme le mouvement rotatoire en onde vibratoire. Le contact en ébonite subit par suite une série d'oscillations qui se transmettent à la peau et aux organes sous-jacents.

Les autres sont composés de petites balles ou de lanières de caoutchouc avec lesquelles on exécute le tapotement ou la friction. Ces moteurs fonctionnent avec une force électro-motrice de 10 à 12 volts sous

4 ou 5 ampères. Leur vitesse, qui peut atteindre
jusqu'à 2500 tours à la minute, se règle à l'aide
d'un rhéostat. Sous le rapport de la vibration localisée, les appareils vibratoires électriques me paraissent préférables à ceux de Zander à cause de leur
grande rapidité. Il est certain, en effet, que l'action
analgésiante exercée par les vibrations mécaniques est
d'autant plus rapide à se produire et surtout d'autant
plus profonde et durable que leur nombre par seconde
est plus considérable. En même temps, leur application
sur les régions douloureuses est moins vivement res-
sentie. C'est ce qui constitue sous ce rapport la supériorité des courants de haute fréquence, dont l'action
analgésiante est rapide et durable, alors que le malade
ne sent même pas le passage du courant.

**Appareils d'orthopédie.** — Ils sont surtout applicables, d'après Zander, à l'attitude scoliotique causée
par le défaut d'exercice et la sédentarité habituelle.

Le principe de la méthode, qui est le même que
celui de la gymnastique, est de faire agir, pendant la
durée de la séance d'exercice thérapeutique, les influences correctrices d'une manière aussi continue
et aussi vigoureuse que possible, et ensuite de rendre
par des mouvements, soit passifs, soit actifs, convenablement réglés, la souplesse et la mobilité aux
articulations et la vigueur aux muscles. Il y a donc
des appareils à redressement passif, des appareils à redressement actif, et des appareils de mensuration.

I. APPAREILS A REDRESSEMENT PASSIF. — Les altérations provoquées par la scoliose, dit Zander, déterminent dans la colonne vertébrale la formation d'une
sorte de plan incliné à pente toujours croissante, par

suite de l'action exercée par le poids du corps qui pèse sur lui. Il faut donc retourner le sens de l'inclinaison pour rendre aux vertèbres leur mobilité. Ces appareils utilisent l'action de la pesanteur pour redresser les parties déviées et assouplir les articulations qui ont perdu leur souplesse. Comme leurs analogues des autres méthodes, ils sont disposés de manière à servir de soutien ou de support pour le corps, pendant que le sujet est placé dans des attitudes qui provoquent momentanément une déformation inverse de celle qu'on veut corriger. On cherche en somme, en déplaçant la pression anormalement exercée sur les parties minces des vertèbres pour les reporter sur les plus épaisses, à favoriser la réparation ou l'accroissement des premières pour rétablir la symétrie.

D'autre part, en s'efforçant d'aplatir l'arc anormal formé par la colonne vertébrale par un procédé analogue à celui qui sert dans le redressement forcé des gibbosités en chirurgie, on tend à corriger les déviations qui se sont produites dans le sens antéro-postérieur. Il y a donc, correspondant aux diverses variétés de scolioses, cinq appareils à redressement statique qui forment la série K.

II. Appareils a redressement actif. — Ils sont destinés à faire fonctionner les articulations et à exercer les muscles du côté opposé à la lésion ; ils forment la série L, qui comporte aussi cinq numéros. Je les décrirai au cours de leurs diverses applications.

III. Appareils de mensuration. — Pour traiter utilement la scoliose, il faut tout d'abord connaître la tenue d'ensemble habituelle du sujet, qui dépend de facteurs statiques (état anatomique de la colonne vertébrale) et de facteurs dynamiques (force et élasticité des muscles).

C'est à connaître la valeur de ces deux variétés de facteurs que sont employés les appareils de mensuration. L'un sert à mesurer les sections verticales du tronc, l'autre les sections transversales.

Le premier comprend : 1° la plate-forme circulaire graduée sur son bord, sur laquelle le sujet se tient debout, les pieds placés sur une planchette de bois qui les maintient dans une position déterminée ; 2° le mécanisme de centrage, destiné à maintenir le sujet placé au centre de l'appareil. Il est composé de deux fourches rembourrées, mobiles sur une tige verticale, et pouvant s'écarter ou se rapprocher au moyen d'une vis ; 3° l'appui-tête qui glisse à frottement doux dans la pièce supérieure de l'appareil. Cette pièce porte en outre deux disques qu'on peut appliquer l'un au front, l'autre au vertex, et deux règles latérales sur la graduation desquelles on lit la déviation de la tête dans les scolioses cervicales ; 4° les échelles excentriques, règles horizontales mobiles de haut en bas et d'arrière en avant, et sur l'extrémité desquelles on peut adapter une pointe ou une traverse en forme d'arête, suivant les parties avec lesquelles la règle doit entrer en contact ; 5° la règle postérieure qui sert à déterminer le déplacement des vertèbres d'avant en arrière et latéralement au moyen d'un curseur pointu qui se déplace horizontalement sur une traverse qui est elle-même mobile dans le sens vertical.

Le second est analogue au conformateur des chapeliers ; mais, pour que le sujet puisse s'y placer, on l'a divisé en deux moitiés. Le cercle qu'elles

forment en se rejoignant comprend deux parties :
1° un cadre horizontal portant une série de tiges
rigides disposées comme les rayons d'une roue
et dont la partie centrale est terminée par un
bouton qui s'appliquera sur la peau. Elles sont
mobiles horizontalement. A 8 centimètres de leur
extrémité externe, ces tiges portent des pointes
verticales dont j'expliquerai plus loin le rôle ;
2° une planchette creusée à son centre d'une ouverture
elliptique et dont les deux moitiés peuvent aussi se
séparer pour laisser passer le sujet. Les deux pièces
forment un équipage mobile verticalement sur des
supports gradués en centimètres, ce qui permet de
noter la hauteur à laquelle a été faite la mensuration.

Les mensurations s'exécutent de la façon suivante.

*Mensurations verticales*. — Le sujet étant placé
debout sur la planchette de l'appareil, on fixe le
bassin en amenant les fourches au contact des grands
trochanters. On abaisse la règle supérieure jusqu'au
contact du vertex, et on lit sur elle la hauteur totale
du sujet. En poussant, jusqu'à ce qu'elles touchent
les temporaux, les deux échelles excentriques, on
détermine la position de la tête relativement à l'axe
vertical. Si la position est normale, les chiffres des
échelles concordent ; dans le cas contraire, leur différence indique le sens et le degré de la déviation.

Pour le tracé, il y a deux relevés à faire : celui des
lignes de contour du corps vu de dos : celui de la
colonne vertébrale.

Le contour du corps s'obtient en prenant, avec les
léchelles excentriques latérales, un certain nombre de
mesures, depuis l'angle acromial et le creux axillaire
jusqu'à la crête iliaque. Ces mesures sont générale-

ment faites sur des lignes horizontales et parallèles, espacées de 5 en 5 centimètres et notées à mesure.

La ligne des apophyses épineuses est fournie par la règle postérieure, qui donne en même temps la hauteur verticale de chaque apophyse épineuse, la distance de celle-ci au centre du plan de section correspondant, son degré de déviation à droite ou à gauche. On peut encore mesurer avec cette règle la hauteur respective des pointes des omoplates et constater ainsi la différence de niveau qui existe entre celle qui est à sa place normale et celle qui est déviée.

Il est bon, pour connaître la distance qui sépare l'angle de la déviation à corriger du plan du siège, de mesurer l'écart qui sépare celui-ci de la septième vertèbre cervicale.

*Mensurations transversales.* — Le sujet étant introduit dans l'appareil, on fait jouer le mécanisme qui pousse les boutons au contact de la peau ; les tiges avancent plus ou moins sur le cercle, suivant le contour du tronc dont le dessin en grandeur vraie se trouve figuré par les boutons.

Ce dessin peut être reproduit, agrandi, en appliquant une feuille de papier sur la face supérieure du cadre où se dressent les pointes verticales dont j'ai parlé plus haut. Le dessin du contour s'y inscrit par une série de petits trous. Comme on connaît la distance (8 centimètres) qui existe entre les boutons des tiges et le point d'implantation des pointes verticales, il est très facile de construire avec ces feuilles un diagramme qui représentera en grandeur vraie le périmètre thoracique et ses déformations au point considéré.

On peut de même construire un diagramme des

déviations verticales avec les mesures prises avec le premier appareil et on obtient ainsi une série de graphiques qui permettent de diriger le traitement et d'en contrôler les résultats.

## IV. — INDICATIONS GÉNÉRALES

**Précautions générales pour la conduite du traitement.** — La mécanothérapie s'applique au traitement de toutes les affections qui peuvent bénéficier de l'emploi de la gymnastique, mais elle ne saurait constituer une méthode exclusive et vient plutôt en aide aux autres moyens pour en compléter l'action et achever la guérison commencée.

Ainsi nous la verrons figurer à côté de l'électrothérapie dans le traitement des affections des muscles et des nerfs (atrophies musculaires, névralgies, paralysies, neurasthénie, chorée, tabès, paralysie agitante) et les maladies de la nutrition (obésité, arthritisme, diabète).

Dans les déformations : pied bot, main bote, scolioses, elle a sa place marquée à côté de la chirurgie et de l'électrothérapie ; de même dans les affections de l'utérus et de ses annexes, certaines maladies de l'oreille, du nez, du larynx, des yeux.

Elle joue aussi un rôle important comme auxiliaire des médications ordinaires dans le traitement des maladies du cœur et des vaisseaux artériels et veineux. Enfin, au point de vue de l'hygiène, elle peut encore être recommandée à ceux qui manquent d'exercice au grand air et sont par cela même ou par d'autres causes en état de misère physiologique. Son rôle est donc important, et c'est pour cela qu'il était utile de le bien définir.

J'ai suffisamment indiqué maintenant les avantages de la méthode, ses principes, pour pouvoir passer aux applications. Il me reste cependant à exposer quelques règles générales qu'on doit suivre dans tous les cas et qui limitent dans une certaine mesure les indications de son emploi.

Il ne faut pas croire que parce qu'en principe chaque appareil est combiné de façon à produire un mouvement ou une série de mouvements déterminés, localisés et dosés, chacun d'eux s'applique seul à une maladie donnée ; au contraire, chaque appareil correspond à des indications qui se retrouvent dans des affections très différentes, et, de même que dans la gymnastique médicale ordinaire on fait exécuter au malade une série d'exercices qui se complètent les uns les autres, de même avec la mécanothérapie il faut soumettre successivement le malade à l'action de plusieurs appareils, soit dans le cours de la même séance, soit pendant le traitement. Ainsi, pour prévenir la fatigue que peuvent produire les mouvements actifs, on intercale entre eux une série de mouvements passifs qui sont reposants. Pour empêcher l'essoufflement, on se sert de l'appareil à respiration passive qui joue un grand rôle dans le traitement de certaines affections ; on prévient également l'excitation cardiaque chez certains sujets prédisposés, en soumettant le malade dans l'intervalle des exercices au massage vibratoire de certaines régions. En un mot, on doit régler le choix des appareils de façon que les mouvements qu'ils font exécuter s'adaptent au cas donné et que leurs effets accessoires puissent être négligeables ou contre-balancés par un exercice fait avec un appareil approprié.

Il y a lieu aussi de considérer, quand on choisit les mouvements et quand on les dose, non seulement la maladie qu'on doit traiter, mais le malade : son âge, l'état de ses forces, de ses artères, sa constitution, sa profession, son genre de vie. En effet, ce qu'il faut obtenir, dans la plupart des cas, c'est l'exercice sans fatigue, qui amènera petit à petit l'entraînement et permettra des mouvements plus variés, plus étendus, et des effets de plus en plus énergiques. Chez les enfants débiles, les personnes faibles, les vieillards, on commence en général par les mouvements passifs en progression ascendante. Chez les autres, on peut parfois débuter avec les mouvements actifs, mais le plus souvent, dans l'ensemble de la séance, un mouvement passif précède l'exercice actif; c'est une manière très utile de préparer les muscles et les articulations à l'effort qu'on va leur demander, et de leur donner plus d'élasticité et de souplesse. Fréquemment entre les mouvements spéciaux on intercale des mouvements généraux, ou des exercices de respiration. Ces derniers terminent toujours la séance.

Il faut encore que les malades viennent sans hâte et se reposent dix minutes ou un quart d'heure avant de commencer les exercices, afin qu'ils ne soient ni essoufflés, ni échauffés. Ils devront être à une certaine distance de leur repas, une heure et demie ou deux heures, jamais à jeun. Quand on a à traiter des vieillards ou des sujets débiles, il est bon de laisser un repos entre chaque exercice et de ne commencer celui qui doit suivre que lorsqu'on s'est assuré, par l'interrogatoire et la vérification de l'état du pouls et de la respiration, que le malade est en bon état pour continuer.

# V. — OS ET ARTICULATIONS

Les traumatismes qui portent sur les os et les articulations en compromettent toujours la mobilité. Mais le trouble apporté à cette fonction peut être plus ou moins grave selon la nature de l'accident, la région atteinte et le traitement qui est institué.

**Contusion.** — Ainsi une contusion ou une entorse n'obligent la plupart du temps le malade qu'à quelques jours d'immobilité, tandis que les luxations et les fractures peuvent non seulement entraver le mouvement pendant de longs jours, mais encore déterminer un état d'impotence qui aboutit, si l'on n'y remédie pas par une gymnastique appropriée, à une infirmité définitive. Ce sont surtout les luxations trop longtemps immobilisées et les fractures se produisant soit au voisinage de l'articulation, soit dans son intérieur même qui sont la cause de ces états de raideur qui se terminent trop souvent encore par l'ankylose à cause des modifications de structure qui surviennent soit dans les surfaces articulaires, soit dans les tissus qui entourent la jointure. De même que l'immobilité prolongée entrave la nutrition des muscles et les conduit petit à petit à l'état d'atrophie simple, de même la cessation prolongée du jeu des articulations arrête la sécrétion de la synovie, cause le dépôt de concrétions crétacées sur les surfaces articulaires et la rétraction des ligaments et des tendons qui constituent ensuite autant d'obstacles au mouvement.

Dans les traumatismes qui intéressent les os et les articulations, il faut donc réduire la période d'immobilisation au strict minimum et même pendant ce temps activer le plus possible la nutrition des parties atteintes et des muscles qui les font mouvoir. Pour ces derniers, nous possédons des ressources très efficaces dans l'électrisation et le massage qu'on peut avantageusement combiner.

Mais lorsqu'il s'agit de prévenir ou de traiter la raideur articulaire, il faut recourir à la gymnastique. Seulement il est certaines précautions qu'on ne doit pas négliger si on veut éviter des accidents plus graves que ceux qu'on se propose de combattre.

**Entorse.** — Il faut d'abord, que l'articulation soit simplement tuméfiée par une entorse ou une arthrite, ou qu'elle devienne ankylosée par le fait d'une luxation ou d'une fracture, ne jamais dépasser les limites normales des mouvements dont l'articulation est capable. Lorsque les parties constituantes de la jointure ne sont pas altérées, comme cela arrive dans les hydarthroses, les entorses et quelques luxations, il suffit le plus souvent de quelques massages pour rétablir l'état normal. Cependant, dans les entorses et les foulures, il convient encore d'attendre, pour intervenir activement, que l'enflure ait atteint son entier développement et, si on a quelques raisons de craindre un épanchement sanguin, il faut s'abstenir de tout exercice. Mais, dès que le gonflement n'augmente plus et que toute crainte d'épanchement sanguin peut être bannie, il faut commencer le massage et les mouvements passifs d'abord, et ensuite actifs.

**Luxations.** — Les luxations une fois réduites demandent aussi quelques jours d'immobilisation. Mais il faut disposer l'appareil de telle façon qu'on puisse faire le massage de l'articulation malade, puis, dès que la douleur a cessé, commencer les mouvements passifs.

Quand les surfaces articulaires sont atteintes, que la jointure est plus ou moins ankylosée, soit par suite de luxation, soit par le fait d'une arthrite déformante, du rhumatisme blennorragique ou d'une fracture intra-articulaire, il est très important de déterminer exactement ce qu'on peut obtenir sans souffrances inutiles et surtout sans aggraver le mal.

Pour cela, il faut d'abord faire exécuter au malade les mouvements dont il est capable seul (capacité active), en veillant bien à ce qu'il ne triche pas et qu'il n'emploie pas aux mouvements les articulations synergiques. Ensuite on examine quels sont les mouvements passifs possibles, et au besoin on anesthésie le malade pour n'être pas géné par la contraction spontanée des muscles. On note les angles de déviation ainsi que les divers diamètres avec des compas spéciaux. Les autres dimensions se prennent avec des centimètres souples. On palpe ensuite pour chercher quel est l'état des diverses parties de l'articulation, s'il y a de la sensibilité dans certaines régions, des inégalités sur la capsule, les surfaces articulaires, la synoviale. Dans ces derniers cas, l'articulation donne à la main posée à plat sur la jointure une sensation de crépitation pendant les mouvements. La palpation permet aussi de constater les épanchements de liquide. Pour cela, on comprime par secousses avec un ou plusieurs doigts les différents points accessibles de l'article ; l'autre main appliquée à plat sur les parties les plus saillantes perçoit, s'il y a épanchement, une sensation de flot.

Le massage des articulations se fait par effleurage

et friction, soit à la main, soit à l'aide des appareils de la série J. L'effleurage suffit dans les cas aigus : *synovite, entorse*; dans les cas chroniques, la friction doit être suivie de tapotements (appareils de la série G). L'effleurage sera pratiqué au commencement et à la fin de la séance.

Il convient ensuite de faire exécuter passivement à l'articulation tous les mouvements dont on l'a reconnue capable par l'étude de sa capacité active, en ayant soin que ceux-ci soient plus limités que les réels ; bientôt, s'il n'y a pas de douleurs, on augmente l'amplitude des exercices passifs, puis, si ceux-ci sont bien supportés sans fatigue, on y ajoute petit à petit les exercices actifs à résistance graduée. Si, au contraire, ils sont entravés par les contractions musculaires inconscientes, on fait exécuter des balancements ou des roulements très doux. On voit sous l'influence de ceux-ci, quand le malade est soumis à l'action d'appareils à cercle gradué, que l'amplitude du mouvement augmente à chaque balancement et peut passer du simple au double dans le cours d'une même séance.

La douleur apporte aussi une entrave à la motricité, et c'est souvent sur elle que les malades attirent d'abord l'attention du médecin. Or, il importe d'en rechercher très exactement l'origine et le siège, car ces deux indications guident en grande partie le traitement. Si la souffrance est légère pendant le mouvement qu'on essaye et si elle s'atténue par la répétition très douce de ce mouvement, on peut ne pas s'en préoccuper. Mais si les mouvements, même passifs, restent douloureux, il faut recourir soit au massage par effleurage et friction légère, soit, ce qui est encore mieux, à la vibration au moyen des appareils F, ou avec les vibrateurs électriques qui ont un effet sédatif puissant. Si la douleur siège dans l'articulation même, la vibration doit être appliquée au-dessus et au-dessous d'elle. Mais elle peut aussi être localisée dans les muscles par suite de myosite ou dans les nerfs atteints de névralgie ou de névrite et demande alors un traitement particulier que j'exposerai dans les chapitres suivants.

Quelque bien conduit que soit le traitement mécanique de l'ankylose, il ne faut pas croire qu'il donne des résultats satisfaisants dans tous les cas. En effet, lorsque la soudure des extrémités osseuses est complète, on ne peut espérer de restaurer la mobilité ; il faut alors ou développer les mouvements de suppléance dans les articulations synergiques, ou, ce qui vaudra mieux encore, recourir à la résection, puis, une fois le malade guéri de l'opération, mobiliser la jointure artificielle. Dans le rhumatisme blennorragique qui amène assez souvent des ankyloses ostéo-fibreuses, on se trouvera bien de soumettre tout d'abord les articulations malades à l'action du courant voltaïque stable. Sous l'influence de l'électrolyse des tissus, l'inflammation adhésive cesse de progresser et rétrocède à tel point qu'on peut ensuite entreprendre le traitement mécanothérapique avec succès.

**Arthrites.** — Les arthrites tuberculeuses sont une contre-indication formelle de la mécanothérapie. On ne pourra s'en servir qu'après la résection ou quand l'ankylose a été produite soit par l'immobilisation prolongée, soit par la méthode sclérogène, et encore à titre de palliatif, pour favoriser la suppléance des autres articulations.

Avant de commencer le traitement, surtout lorsqu'il s'agit d'ankyloses, il est très avantageux d'examiner les malades avec les rayons X. On peut, en effet, vérifier ainsi facilement l'état des surfaces articulaires osseuses, celui des cartilages, et en déduire les mouvements qu'on aura chance de restaurer.

**Fractures.** — Dans les fractures, M. Lucas-Championnière a montré tout le parti qu'on pouvait tirer du massage et de la mobilisation ; ces faits étaient d'ailleurs établis depuis longtemps par la pratique des Instituts de gymnastique. Il faut cependant, tout en mobilisant le membre fracturé, le maintenir dans un appareil ; la fracture du péroné seul, où le tibia sert d'attelle, fait exception à cette règle. Il faut aussi savoir persister longtemps dans le traitement, surtout lorsqu'il s'agit de fractures trop longtemps immobilisées, ou compliquées, ou intra-articulaires.

Je vais maintenant brièvement indiquer les mouvements qui conviennent le mieux pour les diverses articulations. A l'épaule, on a le plus souvent à traiter des contusions ou des luxations. En dehors du massage pratiqué avec les appareils de la série J, il faudra faire exécuter la flexion et l'extension des bras, l'écartement avec lancement des bras, l'élévation avec rotation et circumduction du bras avec des appareils de la série A.

Le coude peut être le siège de fractures, de luxations, d'arthrites. Les mouvements à exécuter sont la flexion, l'extension et la rotation du bras. Si on a à traiter un coude après résection pour tuberculose ou autre cause, il faut en premier lieu masser, ensuite faire exécuter les mouvements de flexion, extension, rotation et supination, d'abord passifs, puis actifs. On trouve dans la série A presque tous les moyens nécessaires à cette gymnastique. Pour la mobilisation du coude, le D$^r$ Columbo, directeur de l'Institut mécanothérapique de Rome, a inventé un appareil composé de deux attelles formant charnière au niveau de l'articulation sur le prolongement d'un axe de rotation qui est mis en mouvement par une poignée fixée à un volant que le malade ou un aide font marcher. L'angle d'ouverture des attelles peut être réglé d'avance par une vis de pression que contrôle un cadran placé dans le sinus de l'angle. Quand la raideur est très prononcée, on peut encore aider l'action de la mécanothérapie avec des appareils orthopédiques munis de vis qui permettent de maintenir et d'augmenter l'extension acquise par le membre.

Au poignet, la luxation passait pour rare avant la découverte des rayons X. Depuis qu'on fait de la skiascopie, on a pu constater que cette lésion n'est pas aussi exceptionnelle qu'on le croyait. J'ai personnellement vu au service de la Charité en dix-huit mois quatre cas de luxation des os du carpe dont deux avaient été diagnostiqués fractures de l'extrémité inférieure du radius et auraient été traités comme tels par l'immobilisation sans la skiascopie. D'ailleurs, la fracture de l'apophyse styloïde ou de l'extrémité inférieure du radius accompagne assez souvent les luxations du poignet, environ une fois sur trois, d'après les cas que j'ai observés, mais qui sont encore en trop petit nombre pour correspondre exactement à la proportion réelle.

De toutes façons, l'immobilité prolongée dans les cas de fractures des extrémités inférieures d'un ou des deux os de l'avant-bras, soit seules, soit associées à la luxation d'un ou plusieurs os du carpe, est mauvaise et le traitement par le massage et la mobilisation doit être hâtif si on ne veut pas s'exposer à voir le poignet perdre toute mobilité. Il faut donc, une fois le diagnostic bien établi et contrôlé par la radioscopie ou la radiographie, placer le membre, s'il y a fracture, dans un appareil amovible qui ne gêne pas le massage et peut être changé au moins tous les huit jours en même temps qu'on fera exécuter à l'articulation du poignet des mouvements de flexion et d'extension et à celles du carpe des mouvements de circumduction. Wide s'est même bien trouvé, dans ces cas, de changer chaque jour l'appareil de contention et de mobiliser le poignet en même temps qu'on masse le bras. Ce sont les appareils des séries A, F et G qui sont utilisés dans ces sortes de lésions.

Pour les luxations ou fractures des doigts, il faut faire peu de massage et surtout exercer les parties atteintes à l'aide de mouvements de flexion et d'extension des doigts atteints et de circumduction des quatre derniers doigts réunis.

L'ankylose de la hanche a des causes variées auxquelles il convient de porter la plus grande attention. Les fractures et surtout les fractures intracapsulaires, les luxations ou subluxations en arrière qui donnent lieu à peu de déformations de la cuisse et à peu de déplacement, réclament un traitement gymnastique assez hâtif. Le diagnostic de ces affections est souvent difficile sans les rayons X et je puis encore citer une fracture transverse du grand trochanter, qui fut tout d'abord prise pour une contusion grave de la cuisse. Le malade, en effet, se tenait sur le membre lésé et n'avait d'autre lésion qu'une rotation en dehors un peu exagérée. Sans la radiographie qui fut faite, le diagnostic eût été erroné et le traitement mal institué eût amené une ankylose plus ou moins définitive.

Quand c'est la douleur qui empêche le mouvement, il faut penser à la myosite des petits et moyens fessiers, à la névralgie sciatique, à l'inflammation des bourses séreuses sous-musculaires. Enfin, il ne faut pas oublier que les arthrites de la hanche, traumatiques ou non, sont souvent de nature tuberculeuse. La nécessité d'un examen radioscopique de contrôle s'impose donc avant tout traitement gymnastique dans les cas où le diagnostic peut prêter à la moindre hésitation.

Les exercices les plus fréquemment employés dans ces cas sont l'abduction et l'adduction, la rotation et la circumduction des jambes.

L'ankylose de la hanche est presque toujours difficile à vaincre et les manipulations : pétrissages, hachements, tapotements (appareils G) joints à la circumduction (appareils B) sont certainement les moyens de choix dans le plus grand nombre de cas. C'est dans les raideurs consécutives aux fractures intracapsulaires, ou aux arthrites rhumatismales qu'on obtient les meilleurs résultats.

Après la résection, la mécanothérapie viendra encore en aide à la mobilisation. Mais il faut, avant de décider le traitement, se rendre un compte exact des mouvements possibles et régler sur eux la part des suppléances qu'il y aura lieu de développer.

Les fractures et les luxations du genou sont assez rares, bien que cette région soit une des plus exposées aux traumatismes divers ; mais on y observe fréquemment les contusions et l'hydarthrose. La première de ces lésions cède vite aux massages pratiqués dès que l'enflure a cessé d'augmenter ; la seconde

demande une ponction préalable. La luxation de la
rotule se traite par le massage comme l'hydarthrose,
puis par les mouvements passifs, puis actifs de flexion,
extension, rotation et circumduction. Mais la récidive
est facile et c'est une conséquence qu'il ne faut pas
perdre de vue dans le pronostic, parce qu'on s'expo-
serait sans cela à de gros désagréments.

En effet, il arrive, ainsi que l'a montré Delbet, que
le ligament latéral opposé à celui vers lequel s'est
fait le déplacement ne cicatrise que peu ou pas. Dès
lors la mécanothérapie seule ne suffira pas à la guérison, et s'il se produit une récidive c'est au chirur-
gien qu'il faudra tout d'abord s'adresser. De même,
dans les fractures de la rotule, la suture des frag-
ments devra précéder le massage et la mobilisation.
Les fractures de jambe sont peut-être les plus fré-
quentes de toutes, surtout celles des malléoles, et elles
laissent facilement des raideurs articulaires, si l'articulation du cou-de-pied n'est pas mobilisée de
bonne heure. La fracture des malléoles est toujours
accompagnée d'une entorse; aussi le diagnostic doit-
il être fait avec beaucoup de soin entre les deux affections. Dans ces cas, les rayons X sont encore d'un
grand secours. Dans l'entorse simple, on commence
dès le second ou troisième jour les mouvements passifs, puis actifs du pied, tandis que dans la fracture
il faut être un peu plus réservé. Les appareils B, G, H,
fournissant les mouvements d'effleurage, de flexion,
extension, rotation et circumduction du pied, seront
successivement employés.

Les luxations de l'articulation tibio-tarsienne sont
assez rares, mais il n'en est pas tout à fait de même de
celles des os du tarse qui, comme celles du carpe, pas-

  OS ET ARTICULATIONS.

sent inaperçues, ou sont méconnues si on n'a pas recours à la skiascopie ; ce sont surtout les luxations de l'astragale, les sous-astragaliennes, celles de l'articulation de Lisfranc qui sont ainsi plus facilement reconnues.

Les raideurs qui frappent les articulations du pied peuvent tenir aux épanchements qui se font entre l'astragale et le scaphoïde, ou entre celui-ci et le cunéiforme chez les individus ayant les pieds plats. Cette seule déformation peut même suffire à provoquer une ankylose. On a pour y remédier de bons auxiliaires dans les appareils de la mécanothérapie de la série B, pour la rotation du pied en dedans et en dehors, pour la flexion, l'extension et la circumduction.

Dans le pied plat, les exercices seront aidés du massage et de soutiens pour le pied : bottines à semelle spéciale, appareils plâtrés, semelles métalliques, etc. Mais ceux-ci ne doivent être considérés que comme des accessoires permettant d'attendre les effets du traitement. Dans certains cas même, celui-ci doit être précédé d'une opération.

Il faut encore, avant tout traitement mécanique d'une raideur du genou, du coude ou du pied, surtout chez les enfants jeunes, se souvenir que la tuberculose primitive des os et des articulations n'est pas rare. Il y a donc lieu de se livrer à un examen général et local approfondi du malade et d'en contrôler les résultats par la skiascopie. Pour terminer ce chapitre, je dois dire un mot des brides cicatricielles de la peau, ou des tissus mous sous-jacents, ainsi que des rétractions aponévrotiques qui se produisent à la suite de pertes de substance engendrées par les plaies contuses ou brûlures voisines des jointures. Il faut lutter par le massage contre la rétraction du tissu cicatriciel et par le mouvement contre la tendance à l'immobilisation de l'articulation. Les mouvements dans ces cas doivent être énergiques, en raison de la grande résistance des brides qu'ils ont à combattre, et longtemps continués après la guérison apparente, car la tendance à la rétraction de ces productions cellulo-fibreuses est extrêmement tenace et récidive avec la plus grande facilité.

## VI. — MUSCLES ET SYSTÈME NERVEUX

Toute affection qui entrave, même pour peu de temps, l'exercice musculaire et l'alimentation normale, amène un amaigrissement dû d'abord à la diminution ou à la disparition de la graisse qui est emmagasinée dans le tissu cellulaire sous-cutané ou interstitiel, puis bientôt à l'amoindrissement des faisceaux musculaires eux-mêmes. C'est ce qui s'observe dans le cours des affections des os et des articulations qu'on traite par une immobilisation plus ou moins prolongée, ainsi que dans les maladies aiguës un peu longues, fièvre typhoïde, variole, ou dans les cachexies qui accompagnent la tuberculose pulmonaire ou le cancer. Il y a dans ces derniers cas à la fois une véritable autophagie et une action des bactéries ou de leurs toxines qui altère gravement la nutrition musculaire. Dans certaines affections enfin les troubles de la circulation artérielle ou veineuse produisent une ischémie qui entraîne l'atrophie des muscles.

En dehors de celles qui sont causées par les états cachectiques ou les troubles circulatoires provoqués par des lésions irrémédiables des vaisseaux, ces atrophies musculaires sont facilement curables par la gymnastique.

Mais il en est de plus graves qui exigent, à côté de la mécanothérapie, l'emploi d'autres moyens thérapeutiques : ce sont les atrophies musculaires liées aux maladies du système nerveux dont le traitement se confond nécessairement avec celui de la maladie qui leur a donné naissance.

**Myosites.** — Avant d'examiner le rôle de la mécanothérapie dans cette variété d'atrophie musculaire, il me faut dire quelques mots du traitement des myosites ou du moins d'une certaine forme de l'inflammation musculaire.

Celle-ci est en effet très fréquente, mais le plus souvent ne joue qu'un rôle secondaire au cours d'une affection plus générale. Je ne parlerai ici que de celle qui évolue comme entité morbide spéciale suivant trois types : myosite aiguë ou subaiguë franche, myosite suppurée, myosite ossifiante. Je laisserai de côté les deux dernières formes pour ne m'occuper que de la première, seule justiciable de la mécanothérapie. Elle survient sous l'influence de la fatigue ou du froid, quelquefois dans le cours d'une affection blennorragique, et on la classe généralement sous la rubrique un peu vague de rhumatisme musculaire. Elle se localise habituellement dans les muscles qui travaillent le plus : mollet, région externe de la jambe, paroi antérieure de l'aisselle, bras, avant-bras. Les muscles atteints sont durs, résistants, élastiques, se dessinant nettement sous la peau comme dans la contracture. La tuméfaction qui occupe toute la masse des fibres rouges les fait paraître hypertrophiées. Presque toujours la région voisine est un peu empâtée par suite d'œdème sous-cutané, mais indolente, tandis que le muscle atteint est le siège de douleurs parfois très vives que la palpation ou la pression exagèrent. Les mouvements spontanés sont, au début, impossibles ; les mouvements communiqués très douloureux. Il y a en même temps de la fièvre et un état général analogue à celui des pyrexies légères. La maladie se termine presque toujours par résolution ; quelquefois cependant elle aboutit à la suppuration. On peut, dans les premiers jours, soulager considérablement la douleur et activer la résolution par l'emploi de courants voltaïques stables répétés quotidiennement pendant vingt à trente minutes. Puis, lorsque la douleur cesse, qu'il ne reste plus que la gêne dans les mouvements, de la dureté musculaire, on peut y substituer le pétrissage vigoureux et les mouvements d'abord passifs, puis actifs. La durée de la maladie, qui est ordinairement d'un mois à cinq semaines dans les cas bénins, peut être réduite d'un tiers ou de moitié par ce traitement.

Si le pétrissage d'un muscle pendant dix minutes peut augmenter de moitié sa capacité motrice quand ses connexions avec ses centres nerveux trophiques sont intacts, il n'en est plus tout à fait de même lorsque ceux-ci sont lésés. La gymnastique ne doit donc intervenir qu'à un certain moment ou sous certaines formes, quand il s'agit de combattre les atrophies musculaires d'origine névropathique. Les paralysies motrices et l'impotence qu'elles déterminent pouvant être d'origine cérébrale, médullaire ou périphérique, il y a lieu de faire tout d'abord un examen attentif du malade et de rechercher la cause anatomique de sa paralysie. Dans le premier cas, celui de l'hémiplégie cérébrale vulgaire, si le faisceau pyramidal a été simplement comprimé par l'épanchement sanguin, la motilité volontaire revient plus ou moins vite et complètement ; le malade guérit pour ainsi dire seul. Dans le ramollissement, au contraire, l'hémiplégie persiste, soit dans les deux membres et la face, soit dans une seule région, et elle va constituer, si on n'intervient pas, une infirmité définitive, car on trouve au bout de un ou deux mois la tendance à l'exagération des réflexes tendineux, puis la raideur plus ou moins persistante, avant-coureurs des contractures permanentes et si difficilement modifiables.

Pendant la première période et dès la première quinzaine après l'ictus, il y a un grand intérêt à soumettre ces malades à l'influence de la voltaïsation stable du cerveau et des membres atteints. On pourra aussi dès cette époque pratiquer l'effleurage de la peau qui entretient la circulation, ainsi que le massage des muscles du cou et des membres, enfin, quelques mouvements passifs. Ce n'est que lorsque le malade pourra se déplacer, dans le courant du deuxième mois en général, que l'on commencera le traitement mécanothérapique qui peut empêcher par l'exercice les muscles de perdre leurs fonctions ou du moins, si les contractures s'établissent, lutter contre elles, soit directement, soit indirectement, en entretenant les suppléances à l'aide des muscles moins atteints. On empêche ainsi dans une certaine mesure la déformation des membres.

Dans les atrophies musculaires dues aux névrites

qui surviennent à la suite des paralysies d'origine infectieuse ou toxique (*paralysies diphtéritiques, saturnines,* etc.), il est tout d'abord essentiel de recourir à l'électricité, surtout si les muscles présentent la réaction de dégénérescence ; plus tard, lorsque l'excitabilité galvanique et faradique des nerfs et des muscles tendra à revenir à l'état normal, la mécanothérapie est indiquée. De même dans la paralysie infantile et dans toutes les amyotrophies d'origine spéciale, le premier rôle doit être joué par l'électricité, qui sera aidée d'abord par le massage et les mouvements passifs, puis, quand la vigueur des muscles sera suffisante, par les mouvements actifs.

Dans les cas où, comme dans la paralysie infantile, certains groupes de muscles semblent avoir perdu toute activité, on trouve parfois, en pratiquant l'électrisation localisée suivant la méthode de Duchenne, quelques fibres qui réagissent encore ; on peut, en les électrisant et en les exerçant, arriver à leur faire en partie suppléer celles qui manquent ; la mécanothérapie est alors appelée à venir en aide à l'électrothérapie et réciproquement, car avec l'électricité on détermine quels sont les neurones et les faisceaux musculaires qui n'ont été qu'engourdis par le processus morbide et qui sont capables de recouvrer, par une stimulation bien conduite, leur excitabilité. Par les exercices généraux enfin, la mécanothérapie pourra, dans le cas de paralysie infantile surtout, activer puissamment le rétablissement de la santé générale si souvent compromise chez ces petits malades.

**Paralysies.** — Dans les affections systématisées de la moelle qui s'accompagnent d'atrophie musculaire, le massage et les exercices ont une action salutaire pour retarder l'évolution du processus morbide. Ils doivent alors être associés à l'électrisation, à l'hydrothérapie ou à certaines médications.

Dans le traitement de la paralysie hystérique qui ne s'accompagne pas en général d'atrophie musculaire, mais qui est quelquefois très tenace, la mécanothérapie peut avoir sa place. On sait que ces paralysies cessent plus ou moins facilement sous l'influence de la suggestion. Si la suggestion verbale ne suffit pas, il peut être très utile d'essayer la suggestion motrice en soumettant le malade aux appareils de la mécanothérapie.

L'influence de cette suggestion se fait aussi sentir dans d'autres formes de paralysie. Chez les hémiplégiques, par exemple, assez souvent l'impotence motrice tient moins à la faiblesse musculaire qu'à l'amnésie causée par l'immobilité plus ou moins prolongée à laquelle on les soumet encore trop souvent et bien à tort, à mon avis. En ordonnant au malade la gymnastique, on lui redonne confiance en lui-même. La démonstration en a été remarquablement fournie par Frenkel avec les succès obtenus en traitant l'incoordination motrice des tabétiques par sa méthode de *rééducation des mouvements* qui n'est pas autre chose qu'une gymnastique raisonnée. Chez ces malades, on peut combattre en même temps l'atrophie musculaire qui survient souvent à titre de complication et l'incoordination par la mécanothérapie qui produit un triple effet : 1° mécanique sur les muscles et les articulations qu'elle tonifie, sur la circulation sanguine et lymphatique qu'elle active ; 2° physiologique d'excitation des muscles et des centres nerveux moteurs, cérébraux et spinaux ; 3° psychique sur le sens musculaire et les centres psycho-moteurs.

Suivant la localisation de la paralysie, on exerce le malade avec les appareils de la série appropriée, en commençant par le mouvement passif qu'il pourra supporter sans douleur et par le mouvement actif le plus faible; puis on augmente petit à petit l'amplitude, le nombre et la force des exercices auxquels il est bon aussi de joindre le massage et souvent quelques exercices respiratoires.

**Névroses.** — L'action psycho-motrice de la gymnastique mécanique en rend l'usage particulièrement utile dans les affections dont l'incoordination des mouvements constitue un des symptômes. C'est pourquoi l'ataxie locomotrice, la chorée, les crampes professionnelles et la paralysie agitante peuvent être avantageusement modifiées par la mécanothérapie.

Dès 1847, Laisné avait essayé l'effet de la gymnastique contre la chorée dans le service de Blache qui, en 1854, fit à ce sujet un rapport très favorable à l'Académie de médecine. Depuis, Goodhan et Philipps en Angleterre; Schreiber, Norström, Ribmayer, Hebel, en Suède et en Allemagne; Germain Sée, Alfred Becquerel, Parrot, Jules Simon, Déjerine, Aug. Voisin, Sevestre, Olivier, en France, l'ont également employée avec succès, soit seule, soit associée au massage ou à l'électrisation statique. Dans les formes légères, il suffit le plus souvent des exercices passifs rythmés et de quelques exercices actifs portant sur les membres atteints d'incoordination motrice pour rendre aux centres moteurs leur faculté de coordination. Dans les formes graves, il y a intérêt à commencer par le bain électrostatique, suivi de massage vibratoire le

long de la colonne vertébrale, puis, lorsque vient le
moment de recourir aux mouvements passifs, les
appareils pour les mains, pour les pieds, pour la jambe
et la cuisse, pour le tronc, sont tout indiqués. La rigi-
dité des leviers dans les appareils à mouvements actifs
assure la correction des exercices et leur parfaite
adaptation au rétablissement de la coordination motrice.

Le traitement doit être appliqué à une période
aussi rapprochée que possible du début de la maladie.
Sous son influence, on voit la circulation devenir plus
active, le pouls se régulariser, l'extrémité des membres se réchauffer. A chaque séance, la chorée diminue,
le sommeil si souvent troublé devient meilleur.

Dans la neurasthénie, les exercices passifs marient
heureusement leur influence sédative à celle de l'électricité statique, tandis que les exercices actifs, qu'on
peut rendre aussi doux que le nécessite la dépression
des malades, en leur inspirant le sentiment du retour
des forces par une suggestion sur les centres psycho-
moteurs, contribuent puissamment au relèvement
moral, en même temps qu'à l'accroissement réel de
l'énergie.

Zabludowski (de Berlin) a montré que le goitre
exophtalmique peut bénéficier d'un traitement mécanothérapique qui comprendra : 1° le pétrissage
énergique horizontal et vertical du corps thyroïde, la
vibration rapide et intermittente des parties les plus
accessibles des nerfs pneumogastriques, sympathique
cervical, occipitaux et intercostaux ; 2° des exercices
passifs des muscles du tronc et des membres affaiblis
par le fait des troubles de la nutrition. J'ai dit les bons
résultats que Charcot avait obtenus dans la paralysie

agitante avec son fauteuil trépidant. On peut agir de
même avec le grand vibrateur de Zander. Berbez,
en 1887, a signalé l'action utile du massage et des
mouvements actifs pour combattre la raideur des
muscles du cou et du rachis dans cette maladie; l'élec-
tro-vibration rapide et localisée est aussi très efficace. Enfin l'exécution d'exercices convenablement
choisis est indiquée pour rendre aux centres psycho-
moteurs une activité plus grande et atténuer la len-
teur initiale des mouvements, si caractéristique dans
cette affection.

Les crampes professionnelles des écrivains, violo-
nistes, télégraphistes, gymnastes et masseurs, sont
aussi avantageusement modifiées par l'électrisation
associée à la gymnastique. Il y a ici, en effet, à combattre l'influence héréditaire névropathique et l'affection locale qui a quelquefois pour cause un traumatisme ou un refroidissement, mais plus souvent le
surmenage imposé au membre agissant.

Les crampes professionnelles se montrent sous
deux formes, isolées ou associées : la forme spasmodique et la forme paralytique. Dans la première,
il se produit des contractures des muscles interosseux
de l'éminence thénar, des fléchisseurs de l'avant-bras,
quelquefois même de ceux du bras et des muscles de
la nuque. La crampe se fait en extension ou en
flexion. Dans ce dernier cas, le pouce et l'index sont
fortement fléchis en dedans. Pendant la crampe d'extension, les doigts s'écartent. A la crampe peut s'ajouter un tremblement de supination ou de pronation
qui survient au moment de l'action et constitue parfois le seul symptôme de l'affection.

Dans la forme paralytique, il y a un certain degré

d'atrophie musculaire. Le membre est fatigué à la moindre tentative de travail et engourdi.

Quelle que soit leur forme, ces névroses professionnelles sont difficiles à guérir et récidivent facilement. Le pronostic est donc toujours sérieux.

Le traitement varie avec la forme. La névrose spasmodique se traite par l'électrisation avec le courant continu des muscles contracturés, ou par la vibration rapide soit avec les vibrateurs Zander, soit avec les vibrateurs électriques. On fait ensuite exécuter des exercices passifs d'extension forcée, puis, quand les crampes ont cessé, on commence les mouvements actifs avec résistance : extension et flexion des membres supérieurs et circumduction, enfin les exercices d'écriture.

Dans les formes paralytiques, il faut recourir au massage par tapotement, suivi d'électrisation, puis aux exercices actifs qui sont les mêmes que pour la forme spasmodique. Le bain électrostatique comme tonique général du système nerveux est également indiqué au commencement du traitement, au début de chaque séance. La suppression absolue du travail qui a causé la névrose est nécessaire pendant toute la durée de la cure.

**Névralgies.** — La vibration, qui agit bien contre la contracture, est aussi très efficace dans les névralgies et les douleurs qui sont symptomatiques, soit des névrites, soit d'affections médullaires (*tabès, paralysie agitante*, etc.). Les effets analgésiques des courants faradiques, des courants de haute fréquence, des vibrations manuelles ou mécaniques sont bien connus. Je n'y insisterai donc pas beaucoup. La vibration, dans ces cas, pour être efficace, doit porter surtout sur les points où les nerfs reposent sur des plans osseux. Les mouvements passifs aident beaucoup au soulagement en produisant une sorte d'élongation du nerf qui donne des résultats moins périlleux et aussi durables que ceux qu'on obtient par la voie chirurgicale. On utilise pour cela des appareils où la phase passive des mouvements méthodiques est arrêtée par le malade lui-même au moment où elle devient douloureuse à l'aide d'un mouvement actif engendré par d'autres muscles que ceux qui se rendent au nerf malade.

Les douleurs fulgurantes des tabétiques, souvent si rebelles aux différents modes de traitement par les méthodes physiques, sont bien amendées par l'élongation de la moelle. L'appareil de pendaison était encore il y a quelques années souvent utilisé, mais son emploi ne va pas sans quelques dangers, et différents procédés ont été imaginés pour le remplacer. Certains appareils de la mécanothérapie permettent, sans inconvénient, sans douleur et sans gêne, d'obtenir une élongation lente et progressive. Avec les appareils qui servent pour le traitement de la scoliose, le malade subit l'action de la suspension oblique. Certains appareils des séries E et G à leur phase passive représentent aussi un moyen méthodique et gradué d'élongation de la moelle.

Il suffit de les régler à la taille d'un sujet un peu plus grand que ne serait le malade pour augmenter à volonté l'énergie de l'extension imposée à la colonne vertébrale et à son contenu.

La migraine et différentes formes de céphalalgie peuvent être grandement améliorées ou guéries par la mécanothérapie. Mais il y a lieu, avant d'indiquer le traitement, de faire d'importantes distinctions quant au diagnostic.

La vraie migraine qui survient par accès chez les individus arthritiques de fait ou de constitution, avec son caractère complet de prodromes nerveux ou gastro-intestinaux, ses vomissements, sa douleur unilatérale, ses crampes musculaires locales ou générales et ses phénomènes vaso-moteurs, est surtout justiciable d'un traitement d'ensemble qui s'adresse plus à la diathèse qu'à son symptôme. Cependant, en même temps qu'on prescrit le traitement général, l'effet analgésique de la vibration rapide au moyen du casque de Larat et Gautier, du diapason de Boudet ou de l'appareil de Zander, n'est certes pas à dédaigner pour combattre les symptômes douloureux. En dehors de la migraine et des névralgies localisées comme celle du trijumeau, il existe des céphalalgies intermittentes en rapport avec l'anémie, la chlorose, l'hystérie, la neurasthénie. Les douleurs symptomatiques d'une affection des centres nerveux ou de la compression d'un nerf sont généralement lancinantes, continues, ne cessent ni jour, ni nuit. Les céphalées syphilitiques sont surtout nocturnes. Mais il est encore une autre catégorie de céphalalgie qui simule de très près la migraine et qui a pour cause une myosite chronique siégeant habituellement au niveau des insertions craniennes des muscles du cou et plus rarement sur celles du temporal. Cette myosite, en général bien limitée à quelques millimètres de l'insertion musculaire, peut être unique ou multiple, car l'inflammation qui l'a produite peut se propager directement aux aponévroses du cuir chevelu ou aux nerfs qui sont alors atteints de périnévrite. La nature de ce processus inflammatoire, essentiellement chronique, peut être tout à fait méconnue, si on ne la recherche pas. Il se traduit par deux ordres de phénomènes : la douleur et l'induration musculaire. La douleur, qui éclate sous forme de paroxysmes dont la fréquence, la durée et l'intensité sont variables, rappelle par ses localisations la migraine. Mais elle en diffère par ce caractère qu'une fois la crise calmée il reste dans la région atteinte un peu de sensibilité ou de gêne pendant les mouvements. En palpant les régions malades, on sent une induration localisée aux points d'insertion ou au corps charnu des muscles de la nuque ou sur certaines zones bien déterminées du cuir chevelu. Les troncs nerveux de ces parties sont sensibles à la pression, quelquefois même les ganglions cervicaux du grand sympathique sont intéressés et les ganglions lymphatiques du cou tuméfiés, mais non douloureux.

Dans ces cas, le souffle statique ou les vibrations rapides donnent de bons résultats. Le pronostic est d'autant moins favorable que les cas sont plus anciens; il est meilleur quand les accès diminuent d'intensité et de fréquence en même temps que l'induration inflammatoire des muscles rétrocède. Si la vibration ne donne qu'un soulagement momentané, on peut y ajouter un pétrissage des muscles d'autant plus énergique que les foyers de myosite sont plus durs. Pour les nerfs, c'est la vibration qui est préférable : elle doit être faite dans le sens du courant lymphatique qu'elle active, surtout lorsqu'il y a de la périnévrite. Mais quand la guérison est obtenue, il ne faut pas la considérer comme définitive, les récidives étant toujours possibles. Seulement elles sont en général moins graves et demandent un traitement moins long.

Mais ce qui importe surtout dans les applications de la mécanothérapie aux affections du système nerveux, c'est la précision du diagnostic qu'il est bon de faire contrôler au besoin par un spécialiste. Dans certaines de ces affections, il est utile de suspendre de temps en temps le traitement pour constater l'amélioration obtenue, puis de le reprendre et de le continuer même après la guérison apparente, car le succès semble souvent dépendre pour une bonne part de la quantité du travail effectué plus que de sa forme ou de sa vigueur.

Il en est de même dans certaines interventions électrothérapiques où on constate que c'est moins la forme du courant et son intensité qui agissent que la quantité d'énergie électrique qui pénètre dans l'organisme.

## VII. — APPAREIL CIRCULATOIRE

L'application de la gymnastique mécanique au traitement des maladies du cœur a pour objet de faciliter le travail de cet organe, en régularisant la circulation par une meilleure répartition du sang et en tonifiant le muscle cardiaque. La physiologie nous apprend en effet que la contraction musculaire opère sur le sang artériel une véritable aspiration en même temps que la pression exercée par le muscle sur les veines qui l'environnent favorise le cheminement de sang veineux vers le cœur droit. Mais il faut, pour que l'exercice soit utile aux cardiaques, qu'il se produise sans effort, afin d'éviter l'excitation du cœur.

Nous trouvons dans l'arsenal de la mécanothéra-

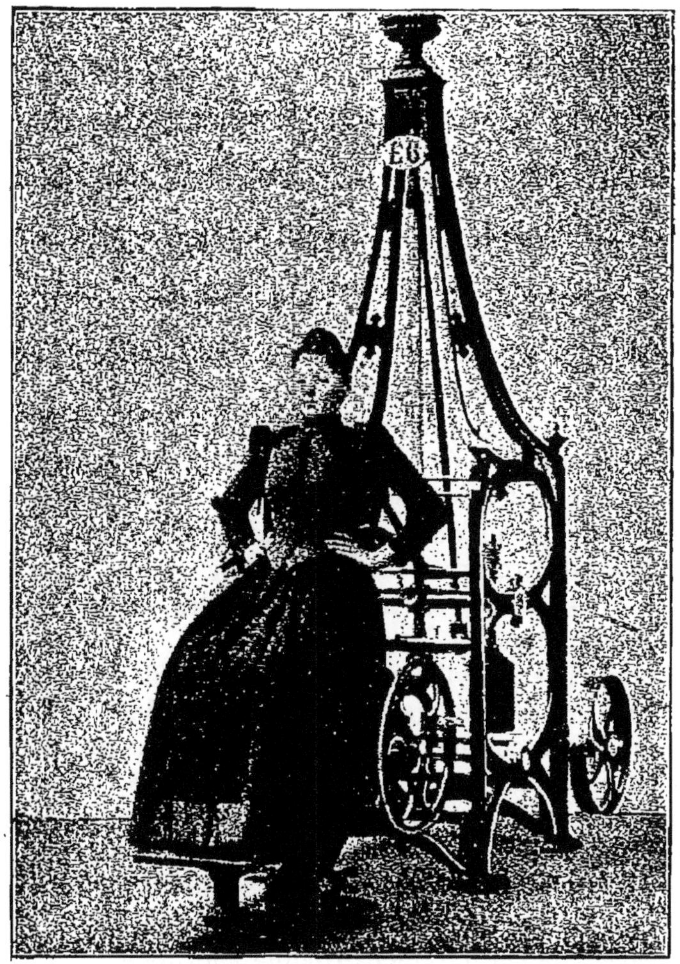

Fig. 4. — Appareil pour la respiration passive et l'extension
forcée du rachis.

pie tout ce qu'il faut pour remplir cette double indication. Nous trouvons aussi le moyen de calmer l'excitation cardiaque excessive et d'agir au besoin sur les névroses du cœur. Tout l'effort de la thérapeutique vise à prévenir les troubles réflexes que provoque la gêne de la circulation engendrée par les lésions cardio-vasculaires : palpitations, tachycardie, hypertension permanente, et à empêcher ou retarder aux plus extrémes limites l'apparition de l'asystolie, aboutissant final de toutes ces affections.

**Cœur.** — Pour faciliter le travail du cœur et améliorer en même temps l'affaiblissement de la circulation, on a recours à trois groupes de mouvements passifs : 1° effleurage et pétrissage des membres inférieurs et supérieurs ; 2° mouvements de circumduction des mains, pieds, bras, jambes, cuisses, tête et tronc, qui agissent sur la circulation périphérique ; 3° mouvements passifs, de respiration (fig. 4). Ces derniers, très indiqués quand il y a dilatation du cœur droit, ne devront être prescrits qu'avec une grande réserve dans l'insuffisance aortique et chez les malades qui ont une tendance à l'angine de poitrine.

Lorsqu'il existe des troubles digestifs, de la constipation, ou des congestions veineuses des organes abdominaux, comme cela se présente souvent dans les affections valvulaires, le pétrissage ou la vibration du ventre sont indiqués. Mais comme cette pratique suscite légèrement l'activité cardiaque, il est nécessaire d'en contre-balancer l'effet par la vibration du dos qui est un véritable spécifique contre toutes les causes de suractivité cardiaque anormale.

Sous l'influence de ces moyens, on voit cesser la stagnation sanguine et par conséquent l'insomnie, l'oppression, les palpitations, ce qui contribue largement à l'amélioration de l'état moral du malade.

A partir de ce moment, on peut commencer graduel-
lement les mouvements actifs avec résistance, en
tenant toujours soigneusement compte de l'état de
la respiration.

Quand il y a suractivité du cœur, on peut ajouter

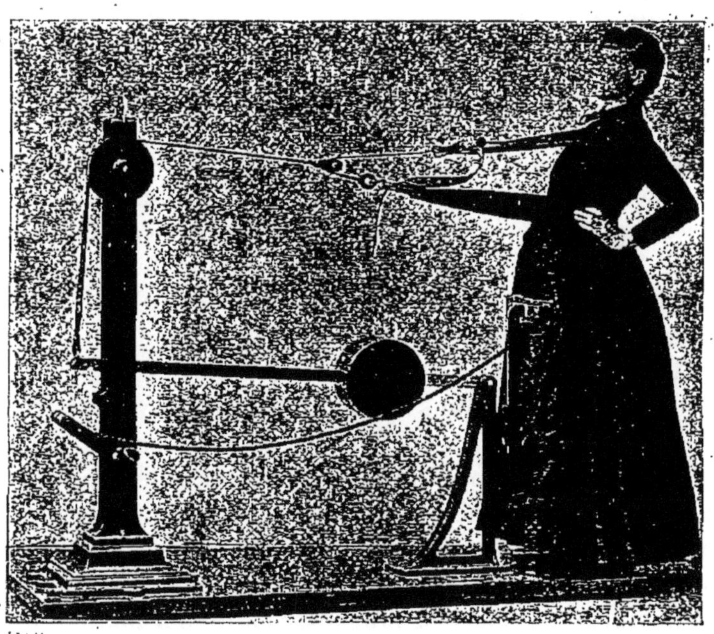

Fig. 5. — Appareil pour l'extension du tronc.

à la vibration dorsale l'extension du thorax, les
flexions et extensions des jambes, la rotation et la
circumduction, la flexion rectangulaire des bras, la
circumduction du tronc, enfin la vibration de la région
cardiaque.

Dans les cas de débilité du cœur, de tendance à la

dégénérescence graisseuse, ou de dégénérescence confirmée, les mouvements actifs sont interdits ; mais la flexion du tronc en position assise ou couchée, l'extension passive du tronc, les jambes pendantes, la rotation de la partie supérieure du tronc, la flexion et l'extension du cou donnent les plus heureux résultats (fig. 5). L'attention du médecin doit surtout se porter sur la quantité de travail que produit l'exercice et son choix quant à leur variété sera basé sur l'intensité de la maladie. L'examen sphygmographique peut, dans ces cas, rendre de grands services. Après la séance, qui dure en général quarante-cinq minutes, le tracé du pouls ne doit pas marquer d'augmentation de fréquence ; au contraire, si les exercices choisis sont favorables, même dans les cas de tachycardie ou d'arythmie, le tracé qui les suit est plus lent et plus régulier que celui pris avant la séance.

**Vaisseaux.** — La mécanothérapie donne encore de bons résultats dans les troubles cardio-vasculaires des femmes qui approchent de la ménopause, dans l'hypertrophie idiopathique du cœur sans lésions valvulaires, qui est due au régime alimentaire trop riche, à l'abus des excitants : alcool, café, tabac, unis à la sédentarité. Dans les névroses cardiaques, l'effleurage et la vibration sont très efficaces; la flexion passive du tronc, la circumduction des jambes et la vibration de la région sacrée sont très utiles contre les hémorroïdes liées aux cardiopathies. Pour les varices, les exercices passifs ou activo-passifs précédés de massage et de vibrations ou des tapotements de la région variqueuse sont indiqués.

Dans les phlébites et les thromboses, il faut éviter le mouvement pendant la période aiguë, ensuite un massage léger et plus tard quelques mouvements passifs ne seront qu'avantageux, à condition qu'on évite de passer sur les vaisseaux atteints.

Les troubles de la circulation de la peau chez les rhumatisants, les obèses, les artério-scléreux, les neurasthéniques et en général tous ceux dont le sang circule mal, faute d'exercice, peuvent être avantageusement modifiés par la gymnastique mécanique. Il ne faut pas oublier cependant que, dans toutes les affections du système circulatoire, la mécanothérapie n'est pas une méthode exclusive de traitement, mais qu'elle doit, au contraire, pour rendre tous les services qu'on est en droit d'en attendre, faire partie d'une synthèse dans laquelle les médications galéniques, le régime et les autres agents physiques ont aussi leur place marquée.

## VIII. — APPAREIL RESPIRATOIRE

Chez les individus bien portants et convenablement musclés, la fonction respiratoire, comme les autres fonctions de la nutrition, se fait pour ainsi dire automatiquement. Mais il n'en est plus de même à la suite de certains états morbides qui entravent l'expansion du thorax, tantôt directement par action mécanique, tantôt indirectement par suite de réflexes. C'est dans ces cas que la gymnastique vient puissamment en aide à la thérapeutique et ceci de deux façons différentes : par l'exercice général et surtout par l'exercice local. La gêne mécanique peut tenir à des adhérences entre la plèvre et le poumon, à l'atrophie des muscles inspirateurs et expirateurs, à l'atrophie de la tunique musculaire des alvéoles pulmonaires, à la présence dans ces alvéoles d'exsudats ou de sécrétions qui les oblitèrent plus ou moins.

**Adhérences pleurales, emphysème, asthme, affections chroniques des poumons et des bronches.** — C'est ce qu'on observe à la suite des pleurésies, dans la tuberculose pulmonaire, l'emphysème et les affections chroniques des bronches. Dans l'asthme, c'est par suite d'une excitation anormale des nerfs que la fonction se trouve d'abord entravée; plus tard s'ajoute la gêne mécanique provoquée par l'emphysème et la bronchite chronique. Dans toutes les affections des voies respiratoires, il y a donc intérêt à activer le fonctionnement des poumons, lorsqu'il n'y a plus d'état inflammatoire ou fébrile et pas de tendance aux hémoptysies.

Dans la pleurésie, il est bon, à mesure que l'épanchement se résorbe, de faire exécuter au malade des mouvements respiratoires profonds et énergiques pour lutter contre la formation possible des adhérences pleurales et empêcher la paroi thoracique de s'affaisser. Lorsque les adhérences sont constituées à l'état de brides fibreuses, on peut encore avantageusement lutter contre elles à l'aide de l'appareil qui a pour but de provoquer des effets respiratoires dont l'action se localise du côté malade. Cet appareil provoque l'abduction et l'élévation du bras, soit activement, soit passivement, si on renverse le contre poids. Il produit un soulèvement forcé du thorax du côté malade et favorise par là l'inspiration profonde et la distension des brides qui finissent par céder.

A la suite des maladies inflammatoires : bronchite, grippe, etc., quand persistent les troubles de la circulation la tendance aux stases sanguines ou aux congestions passives, les exercices, soit actifs, soit passifs sont encore très utiles. Dans la tuberculose au début, on se trouvera bien de l'emploi du grand appareil à respiration passive joint à des mouvements d'abduction et d'adduction, flexion, extension et circumduction des bras.

Souvent les mauvaises habitudes respiratoires développées par la sédentarité amènent un état d'ankylose relative des articulations vertébrales et costo-vertébrales qui constituent aussi un obstacle au libre jeu de la poitrine. C'est là une des causes de l'asthme dû à l'emphysème. On combat cette disposition à l'aide de l'appareil qui imprime à tout le tronc des mouvements alternatifs assez rapides de torsion sur son axe.

A ces exercices spéciaux, on peut également ajouter soit les mouvements généraux, soit les manœuvres de massage : pression, tapotement des parois thoraciques et surtout la vibration qui rend aussi, surtout dans l'asthme, des services importants. Les mouvements d'expiration seront activés, soit par des pressions manuelles exercées sur les arcs costaux, soit par les mouvements de l'appareil approprié.

## IX. — MALADIES PAR RALENTISSEMENT DE NUTRITION ET ARTHRITISME

M. le professeur Bouchard a rangé dans cette catégorie toutes les affections dans lesquelles, par suite d'un mauvais fonctionnement des organes digestifs ou respiratoires ou des tissus eux-mêmes, les oxydations normales ne se font pas complètement, ce qui détermine une sorte d'empoisonnement chronique de l'organisme par ses déchets insuffisamment élaborés. Or tout le monde connaît les bons effets de l'exercice sur les oxydations intra-organiques; il était donc naturel de combattre par la gymnastique non seulement certaines manifestations de l'arthritisme, telles que la gravelle urique ou biliaire, la constipation, la dyspepsie, les hernies et les ptoses, l'obésité ou le diabète, mais encore la diathèse elle-même.

La grande cause de ces diverses manifestations de l'arthritisme, en dehors de l'hérédité, c'est le manque habituel d'exercice et la sédentarité. Pour remonter le coefficient d'oxydation abaissé par ces mauvaises conditions d'hygiène, la gymnastique est certainement un des meilleurs moyens. En dehors des accès de goutte, qui sont une contre-indication formelle, on peut, sans danger et même avec avantage, soumettre les arthritiques à l'influence oxydante du massage et des exercices passifs, puis actifs, pour déterminer chez eux un entraînement progressif. C'est celui-ci qui prémunit le malade, non seulement contre les manifestations articulaires ou musculaires dont certaines, comme l'arthrite chronique déformante, les myosites, les synovites, peuvent être aussi soignées par la mécanothérapie, mais encore contre les manifestations viscérales, telles que la gravelle urique ou biliaire dont les accès aigus sont une contre-indication momentanée à tout exercice, mais peuvent être amendés par le massage et surtout la vibration. La gymnastique contre la diathèse arthritique comprend l'effleurage et le tapotement des membres et du tronc; les exercices passifs et actifs des membres et les exercices respiratoires.

**Dyspepsies**. — En dehors des manifestations articulaires, les premières manifestations morbides de l'arthritisme sont la dyspepsie et la constipation. Or les mouvements des muscles de l'abdomen et du bassin jouent un grand rôle comme auxiliaires de la digestion stomacale et intestinale, d'où l'utilité, dans bien des cas de dyspepsie ou de constipation, de recourir à cette gymnastique spéciale qui s'appelle la gymnastique abdominale. Les mouvements qui ont une action particulière sur la digestion comprennent le massage du ventre, les exercices abdominaux passifs et les actifs. Le massage sous ses cinq formes essentielles est pratiqué, suivant les indications, sur tout l'abdomen, ou seulement sur celui des viscères qu'il contient qui est le plus particulièrement atteint. Les appareils pour l'effleurage de l'abdomen sont indiqués dans les cas de stase sanguine ou de constipation. Le massage vibratoire mécanique ou électrique est excellent dans les affections douloureuses et peut, employé à doses modérées, faire cesser des accès de gastralgie ou de colique hépatique, car il est essentiellement sédatif. Plus énergique au contraire, il devient excitant de la fibre musculaire comme le tapotement.

Les exercices abdominaux passifs seront d'abord les mouvements de flexion latérale du tronc et de rotation par mobilisation du bassin, le tronc restant immobile, enfin la circumduction. Ces deux mouvements accélèrent le cours des matières dans l'intestin et la circulation dans tout le réseau nerveux gastro-intestinal. On peut y ajouter la circumduction de la cuisse qui produit des pressions rythmées sur la masse intestinale et active aussi la circulation veineuse.

Les exercices actifs comportent l'élévation des bras, le corps vertical, l'extension forcée de la cuisse en arrière, enfin les exercices de flexion active du tronc soit d'avant en arrière, soit latéralement, la rotation et la circumduction, l'exercice de flexion du corps étendu horizontalement ou le renversement du tronc en arrière. Ces mouvements mettent en jeu les muscles grands droits, grands et petits obliques et transverses. La flexion de la cuisse sur le bassin, le corps debout, fait fonctionner le psoas. On peut encore exercer vigoureusement les parois latérales de l'abdomen avec les appareils $C^2$ et $C^8$.

**Ptoses viscérales.** — Dans les ptoses viscérales, les mêmes exercices peuvent avoir une action favorable en restaurant plus ou moins la sangle abdominale atrophiée, mais c'est surtout sur les phénomènes subjectifs : douleurs abdominales et troubles nerveux généraux, qu'ils agissent. Leur action est analogue à celle qu'on obtient avec les méthodes électrothérapiques, mais ces dernières semblent, en ce qui concerne les symptômes objectifs accompagnant la dilatation de l'estomac, donner des résultats supérieurs.

**Hernies.** — On a également utilisé la mécanothérapie avec profit dans le traitement des hernies. Dans les cas de réduction difficile, la vibration rapide et les mouvements passifs sont de bons adjuvants. Le massage vibratoire, en même temps qu'il produit une pression de dehors en dedans, comme le fait la main pendant le taxis, développe en outre dans les fibres lisses de l'intestin des contractions péristaltiques qui facilitent le cheminement de l'intestin vers l'abdomen et provoquent la contraction des vaisseaux capillaires, ce qui décongestionne le paquet hernieux. C'est ce qu'on observe aussi lorsqu'on le soumet dans les mêmes circonstances à la faradisation. Certains exercices exécutés dans l'attitude de la flexion passive facilitent également la réduction et contribuent à la maintenir, tel celui qui s'exécute avec l'appareil de Zander où le malade, assis sur un siège confortable, met en mouvement deux pédales comme s'il était à bicyclette, mais avec cette différence qu'il n'y a nul effort et que le siège peut être abaissé à volonté, de façon à diminuer la pression intra-abdominale et à augmenter le degré de flexion de la cuisse sur le bassin autant qu'il est nécessaire. Un appareil de la série E est plus que tout autre apte à favoriser la rentrée des hernies, de même que celle des hémorroïdes.

Cet appareil est composé de deux plans parallèles placés bout à bout, dont l'un est mobile et peut être levé, puis abaissé, en formant avec le premier un angle maximum de 45°. Le malade est couché, le ventre tourné sur ces plans de façon que les crêtes iliaques affleurent juste la charnière. Le mouvement très lent et très régulier du plan mobile détermine une flexion forcée du bassin avec relâchement complet des muscles de la paroi du ventre, dont la conséquence est une sorte d'aspiration abdominale dont on peut encore augmenter la vigueur, en faisant coïncider une inspiration profonde avec chaque temps de flexion forcée du bassin. On peut aussi placer le malade sur le dos, et on obtient alors une action analogue à celle du plan de renversement employé par le D<sup>r</sup> Chéron pour le traitement des ptoses, mais beaucoup plus facile à supporter et plus efficace à cause des alternances des positions d'inclinaison et d'extension.

Les exercices actifs pratiqués avec des résistances faibles sont les mêmes que ceux qu'on utilise pour le traitement des ptoses.

Ces exercices ne contre-indiquent pas l'emploi des moyens de contension, bandages pour les hernies, ceintures de Glénard pour les ptoses. Ils peuvent être utilement secondés par l'électrisation.

**Obésité.** — L'obésité causée par la surcharge graisseuse des tissus, en dehors de la gêne des mouvements qu'elle occasionne, peut aussi devenir la source de troubles graves de la circulation et de la respiration. Envahi par la graisse, le myocarde s'altère et dégénère, l'impulsion cardiaque s'affaiblit. D'autre part, les vaisseaux périphériques sont gênés dans leur expansion, si bien que le cœur, surmené par un travail au-dessus de ses forces, est bientôt épuisé, et l'asystolie s'établit avec toutes ses redoutables conséquences. Le poumon, également embarrassé par la graisse et l'insuffisance de la petite circulation, ne peut non plus suffire à sa tâche. Enfin, tous les actes de la nutrition se trouvent ralentis par la difficulté croissante que l'obèse éprouve à se mouvoir et son état ne peut dès lors que s'aggraver. Le but du traitement doit viser tout d'abord à relever le taux des oxydations et pour cela les médications physiques : électricité statique, hautes fréquences, hydrothérapie, gymnastique sont certainement des plus efficaces. Mais il faut, dans leur application, tenir compte de ce fait que l'obèse est un malade dont le myocarde est faible et doit être ménagé. Il faut donc commencer le traitement par le massage et l'électrisation, qui augmentent l'activité des échanges, facilitent la désassimilation et tonifient le système nerveux et l'organisme

tout entier. On peut ensuite commencer les exercices
passifs de circumduction des membres. Quand l'état
de la circulation le permet, on introduit dans l'ordonnance les mouvements actifs locaux : flexion et
extension de la cuisse et de la jambe, abduction et
adduction des cuisses en y intercalant des mouvements passifs et des exercices de respiration. Les
mouvements de flexion, rotation et circumduction du
tronc, qui facilitent la circulation de la veine porte,
sont très profitables aux obèses ; mais ce sont ceux
qu'ils exécutent avec la plus grande difficulté ; aussi
faut-il, quand on les prescrit, le faire avec une progression très prudente.

Quand on soigne un obèse, le traitement doit être
dirigé, non pas d'après l'amaigrissement du malade,
mais surtout d'après les progrès des forces et de
l'activité reconquises, et il faut s'estimer satisfait
dans une assez large mesure, quand on lui a rendu
une circulation, une respiration et une motilité suffisamment aisées. Il n'y a que lorsqu'on prend l'affection au début, quand il y a seulement tendance à
l'engraissement, qu'on peut espérer rendre définitive-
ment au malade le poids qui convient à sa taille ;
encore est-ce à la condition qu'il ne retombe pas dans
les mauvaises habitudes d'hygiène qui ont amené la
surcharge graisseuse. Chez les malades de cette catégorie, les exercices généraux, combinés avec l'hydrothérapie, le massage ou l'électrisation, suffisent le plus
souvent.

L'amaigrissement local, surtout recherché dans
un but esthétique, s'obtient par le massage ou l'électrisation combinés avec les exercices prolongés des
muscles des régions qui ont pris trop d'embonpoint.

**Diabète.** — Chez les diabétiques, l'exercice est utile pour activer les oxydations et la fatigue dangereuse parce qu'elle augmente l'acidité du sang; il est donc extrêmement important de fractionner l'exercice et de le doser soigneusement, car il faut obtenir le maximum de mouvement dont le malade est capable pour oxyder le plus de sucre possible, et cela, sans arriver à la fatigue. Aussi les exercices doivent-ils mettre surtout en jeu les muscles les plus forts et les plu susceptibles de travail prolongé. Les flexions et extensions des bras et des avant-bras, flexions et extensions des jambes et des cuisses, flexions et extensions du tronc exécutées avec de faibles résistances seront entre-coupées d'exercices passifs, d'exercices de respiration et de massage par friction des membres et des régions dont les muscles ont travaillé.

Ces exercices, comme ceux qu'on emploie à combattre l'obésité, doivent être considérés comme des médications complémentaires qui ne suppléent ni le régime, ni l'emploi d'autres moyens thérapeutiques, mais viennent s'y ajouter comme mesure d'hygiène à la fois curative et prophylactique.

## X. — UTÉRUS ET ANNEXES

C'est en 1868 que le Suédois Thure-Brandt publia son premier ouvrage sur l'emploi de la gymnastique dans le traitement des maladies des femmes, et il a fallu près de vingt ans pour que cette méthode, cependant fort utile, fût connue, appréciée à sa juste valeur et adoptée. Aujourd'hui, grâce aux tendances plus conservatrices de la chirurgie gynécologique, les agents physiques : électricité, hydrothérapie, mécanothérapie commencent à prendre leur véritable place dans le traitement de ces affections. Qu'on les emploie avant toute opération, pour remédier aux inflammations ou aux déplacements, ou après l'intervention chirurgicale, quand les opérées continuent à souffrir par suite d'exsudats chroniques ou d'adhérences cicatricielles anciennes ou consécutives à l'opération, elles ont leurs indications bien précises et une efficacité éprouvée.

Le massage occupe, dans la mécanothérapie gynécologique, la première place ; les mouvements gymnastiques, quoique fort utiles, ne sont pas indispensables, car Prochownick (de Hambourg) a pu obtenir des résultats identiques à ceux de Thure-Brandt, en utilisant le massage seul. La sysmothérapie a même, dans certains cas, une supériorité sur le massage manuel, car on arrive à guérir avec les vibrateurs des affections qui résistent longtemps aux manœuvres habituelles de la massothérapie gynécologique.

Avant d'employer cette méthode, il faut, comme toujours en mécanothérapie, bien préciser son diagnostic, car les lésions inflammatoires aiguës en contre-indiquent l'emploi.

Les indications ressortent de ses diverses actions qui provoquent : 1° l'activité plus grande de la résorption des exsudats inflammatoires ou traumatiques et des épanchements ; 2° l'assouplissement et le ramollissement des tissus cicatriciels rétractés ou hyperplasiés : 3° la stimulation de la circulation sanguine et lymphatique ; 4° la tonification des fibres musculaires et du tissu conjonctif ; 5° la cessation des douleurs.

La sysmothérapie doit être employée avec prudence, par séances courtes, de quelques secondes à dix ou quinze minutes au plus, répétées, en général, tous les deux jours, quelquefois tous les jours. La malade est placée, suivant les circonstances, soit en position dorso-sacrée, soit en position déclive.

La rapidité de la vibration se règle suivant la résistance de l'appui, la sensibilité du sujet, la délicatesse de l'organe. On fera exécuter au moteur de 8 000 à 12 000 tours pour les affections exsudatives ou les déplacements de l'utérus ou des annexes, de 10 000 à 16 000 pour les douleurs et pour la vibration des régions lombaires ou sacrées, du périnée, du bassin.

Suivant les cas, on procède de deux façons différentes : 1° le vibrateur est appliqué *loco dolenti*; 2° il est placé sur la paroi abdominale. Alors on introduit dans le vagin l'index, qui sert à la fois de conducteur et de soutien, pendant que les concusseurs du vibrateur sont mis en contact avec la paroi abdominale. Le doigt vaginal ne masse jamais, mais c'est lui qui perçoit les vibrations et présente à la plaque vibrante les parties qu'elle a à masser.

Les exercices passifs ou actifs sont un complément très utile du traitement. Les passifs sont de deux ordres : les uns identiques à ceux qu'on emploie dans la gymnastique abdominale ; ils aident à décongestionner l'utérus, en facilitant la circulation, et à entretenir la régularité des selles ; les autres visent la mobilisation de l'utérus, mais ce n'est qu'à l'aide de procédés manuels. Ils peuvent être avantageusement remplacés par l'électrisation. Les mouvements actifs sont destinés à fortifier les parois abdominales pour empêcher la pression des viscères gastro-intestinaux sur les organes du bassin, et éviter aux malades le port des ceintures qui, malgré les services qu'elles rendent, sont toujours une gêne et un embarras, et ne peuvent guérir l'atrophie musculaire dont elles atténuent seulement les fâcheux effets.

Les affections ou lésions gynécologiques justiciables de la mécanothérapie sont les déplacements de l'utérus et de ses annexes, les exsudats et brides résultant de périmétrite ou de cellulite pelvienne, ainsi que les anciens exsudats des hématocèles, la subinvolution et les inflammations chroniques de la matrice, les syndromes douloureux liés aux fibromes ou aux affections ovariennes, certaines métrorragies.

Dans les déplacements de l'utérus en arrière, il faut d'abord essayer et opérer la réduction, puis pratiquer la vibration rapide et de courte durée, deux à trois minutes, qui amène la contraction des fibres lisses de la matrice et des ligaments larges et chasse le sang veineux. La vibration doit partir du col vers l'isthme et du fond de l'utérus vers le centre; on la porte ensuite vers les ligaments larges, sur les ligaments sacro-utérins, puis on termine par une application sur la région lombaire et sacrée et sur les parties latérales du bassin. On y ajoutera les mouvements de flexion, d'extension et de circumduction des membres inférieurs, de circumduction, de rotation du bassin, le mouvement d'équitation et la flexion et l'extension passive du tronc. Il est bon aussi de faire travailler les adducteurs et les muscles du périnée avec l'appareil *ad hoc*.

Dans l'antéflexion, après avoir redressé l'utérus, on appliquera la vibration au niveau du pli de flexion. La vibration utérine, plus difficile à manier que la faradisation, ne doit être employée que si celle-ci n'a pas donné de résultats; dans certains cas, on peut combiner les deux procédés. Il faut s'abstenir de traiter les utérus gravides, ceux dans lesquels il existe encore de l'inflammation aiguë, et les rétrodéviations occasionnées par les tumeurs qui repoussent la matrice, car alors c'est à celles-ci qu'il faut s'adresser. Le traitement réussit d'autant mieux qu'on a affaire à des femmes jeunes, éloignées de la ménopause. Quand il y a des déchirures périnéo-vaginales, la périnéorraphie doit précéder le traitement. Mais, alors même qu'on n'obtient pas un résultat parfait, le soulagement que le traitement procure est encore supérieur à celui que donnent les pessaires ou autres moyens de contention.

Dans la subinvolution, la vibration appliquée sur l'utérus amène la décongestion de l'organe et fortifie ses fibres musculaires comme la faradisation. L'action de cette dernière semble plus énergique et plus rapide. Dans les troubles de la menstruation, la vibration peut aussi être employée, surtout pour la régulariser. Les métrorragies, liées aux fibromes ou à la subinvolution, peuvent être amendées par la vibration très courte, très rapide de l'abdomen avec contact doux. Mais, dans ces cas encore, l'action de l'électrisation est de beaucoup supérieure. Il en est de même en ce qui concerne le traitement des aménorrhées et dysménorrhées.

Au contraire, lorsqu'on se trouve en présence d'exsudats dus à la périmétrite ou à la cellulite pelvienne ou de brides cicatricielles accidentelles ou résultant d'opérations, la vibration associée à la voltaïsation continue et aux mouvements gymnastiques donne souvent de bons résultats. Dans ces deux derniers cas, les séances de vibration seront longues et

associées à divers mouvements gymnastiques : adduction active des cuisses et flexion passive du bassin.

En ce qui concerne les affections douloureuses,
telles que les grandes névralgies pelviennes ou les
douleurs occasionnées par les fibromes, les ovaralgies,
les quelques expériences faites par Jayle à la consul-
tation de l'hôpital Broca signalent des succès, mais
elles sont encore trop récentes pour qu'on puisse
porter sur ce point un jugement définitif, et dans ces
cas encore ce sont les multiples ressources de l'électrothérapie qui paraissent supérieures comme efficacité.
Mais il n'en est pas moins vrai qu'employés judi-
cieusement, les principes de la méthode de Thure-
Brandt, appliqués avec les appareils de la mécanothérapie, constituent un moyen thérapeutique précieux.

# XI. — DÉFORMATIONS DE LA TAILLE

Les déformations de la taille proviennent de la per-
sistance pendant le repos des modifications qui se
produisent dans la colonne vertébrale normale à l'oc-
casion des divers mouvements du corps. La courbure
à concavité antérieure qui amène la flexion permanente du corps en avant est la lordose, celle qui
exagère l'extension du corps en arrière est la cyphose,
la flexion latérale a reçu le nom de scoliose.

Quelles que soient leur nature et leur cause origi-
nelle, les déformations de la colonne vertébrale peuvent passer par trois stades qui ne se suivent forcément que si on n'intervient pas par un traitement
approprié. Et cela est facile à comprendre d'après le
mécanisme de ces déformations qui résultent d'une

faiblesse innée ou acquise des muscles moteurs de la colonne vertébrale troublant mécaniquement l'équilibre des forces qui maintiennent l'agencement des vertèbres entre elles. Il résulte en effet de cette rupture de l'équilibre, des pressions anormales sur les corps des vertèbres, leurs apophyses et les disques intervertébraux, d'où des altérations de ces os, des cartilages, des synoviales articulaires et des ligaments.

Dans certains cas (mal de Pott, rachitisme, arthrites), c'est la maladie des os ou des articulations qui amène par immobilisation l'atrophie musculaire; dans d'autres (genu valgum, paralysie infantile, pleurésie), c'est une lésion de voisinage qui cause les attitudes anormales permanentes. Quoi qu'il en soit, dans le premier stade il n'y a que peu ou pas de déviation des apophyses épineuses, quelquefois une légère saillie des côtes, et la déformation n'apparaît que dans la station debout ou assise. Elle disparaît quand on ordonne au malade de se suspendre par les mains, les pieds ne touchant pas le sol, ou quand on l'examine couché.

Dans le second stade, la déformation devient permanente et ne disparaît plus complètement par la suspension ou le décubitus horizontal. Cependant la colonne vertébrale reste encore mobile et, de plus, il s'établit dans les scolioses des courbures de compensation uniques ou multiples et une torsion de la colonne sur elle-même dont les variations sont caractéristiques.

Dans le troisième stade, il y a déformation des vertèbres et des os voisins; les côtes s'espacent du côté où la colonne présente la convexité et s'imbriquent de l'autre, le sternum se déplace ; tout le thorax est déformé. Le bassin lui-même, surtout dans les scolioses très développées et principalement quand elles portent sur la colonne lombaire, subit des modifications ; il devient oblique et asymétrique et le sacrum est dévié. Les ligaments qui unissent les vertèbres s'altèrent, ainsi que les ménisques, et les muscles eux-mêmes s'atrophient par suite de l'immobilité.

Pour constater l'existence de la déviation, on fait placer le sujet dans la position du soldat sans armes, le dos tourné vers l'examinateur, puis, au bout de quelques instants, on le fait se fléchir en avant, les bras ballants ; on voit alors la déviation, si petite qu'elle soit. On peut aussi examiner le malade en se plaçant devant lui et en le faisant fléchir ; pendant qu'on le regarde de haut en bas, on perçoit la déformation de la colonne par la saillie que font les côtes du côté convexe. Enfin, le sujet étant debout et droit, les bras contre le corps, la plus petite asymétrie amène une différence dans les rapports des distances du bras au tronc. La hanche paraît plus aplatie du côté où la colonne vertébrale a formé sa convexité et il y a une différence du niveau horizontal des deux crêtes iliaques.

Pour apprécier la mobilité de la colonne vertébrale, on fait suspendre le malade à une barre horizontale, les pieds ne touchant pas le sol ; on peut alors constater si la déviation diminue, et dans quelle mesure, ou si elle est permanente. Le degré de flexion se mesure par la courbe des apophyses épineuses ; le contour des côtes à différents étages du thorax fournit la mesure de la torsion. Toutes ces modifications, fort importantes à connaître pour la direction du traitement, se mesurent à l'aide des appareils de Zander ou avec ceux de Mickulicz, de Schultness, etc. On peut aussi employer le moulage en plâtre du thorax sur lequel on fait ensuite les mensurations. Mais le procédé de choix est encore la radiographie qui donne, en même temps que les changements de position, les modifications anatomo-pathologiques du squelette et par conséquent des renseignements souvent précieux sur la cause de la scoliose, en particulier quand il s'agit de mal de Pott ou de rachitisme.

Le traitement de la déformation de la taille est, suivant les cas, antistatique, gymnastique, orthopédique, opératoire.

**Scolioses.** — Le traitement antistatique sert surtout dans les scolioses du premier degré dues soit à la mauvaise habitude de s'asseoir de côté, soit à une différence de hauteur des membres inférieurs. Il suffit alors de surélever un peu le talon du côté le plus court ou d'employer une semelle inclinée pour redresser la colonne. La mauvaise attitude des écoliers, celle des couturières, des travailleurs de bureau, qui surviennent surtout pendant la période de l'adolescence et sont causées par la faiblesse musculaire innée ou acquise et par l'insuffisance d'exercice, peuvent disparaître complètement par une gymnastique appropriée, mettant en jeu les muscles moteurs de la colonne vertébrale et les muscles de la respiration. On peut aussi employer la ceinture de Tydmann, qui se compose d'une ceinture de cuir fixée aux hanches et munie de deux lanières sur lesquelles le malade s'appuie des mains pendant qu'il cherche à remonter le buste.

La toise orthopédique de Zander, composée d'une toise munie d'une pièce mobile à frottement un peu dur que le malade cherche à hausser le plus possible sans que les talons touchent le sol, donne aussi de bons résultats. Ces deux appareils font faire un mouvement d'extension de la colonne vertébrale. On peut les employer simultanément ou successivement.

**Lordose.** — Les exercices correctifs de la lordose sont ceux qui mettent en jeu les muscles fléchisseurs du tronc sur le bassin. Les appareils de la série C et G surtout sont indiqués.

**Cyphose.** — La cyphose au premier degré se traite comme la scoliose des adolescents; au second degré, il faut recourir à l'appareil statique, en faisant coucher le malade sur le dos, aux appareils mobilisateurs des vertèbres et aux exercices généraux.

Les déformations rachitiques, celles qui sont consécutives au genu valgum, à la luxation congénitale de la hanche, à la paralysie infantile, aux arthrites du genou, sont d'un pronostic plus sombre. Elles s'améliorent quand elles sont au second degré, mais, en général, jamais complètement; de même, celles qui accompagnent le mal de Pott, suivi ou non du redressement opératoire.

Encore faut-il, pour avoir un bon résultat, le concours de l'orthopédie et de la gymnastique et le plus possible la vie au grand air et les séjours au bord de la mer ou aux stations thermales appropriées.

Les scolioses des hémiplégiques, celles qui surviennent à la suite de sciatique, de pleurésie, de traumatisme, doivent être soignées de bonne heure.

Quant aux scolioses du troisième degré, elles ne guérissent jamais et le traitement ne peut être que symptomatique.

Le degré de la déviation est aussi à considérer. Les scolioses simples de 20 à 25 millimètres, les doubles de 10 à 15 millimètres et les déviations rigides peuvent être améliorées et même complètement guéries, s'il n'y a eu que peu ou pas de torsion du thorax. Les résultats les plus rapides et les plus complets sont donnés par les déviations encore flexibles.

Le traitement par la gymnastique s'applique, dans les déformations des deux derniers stades, à certaines indications : augmenter la mobilité de la colonne vertébrale par des positions spéciales et des mouvements correctifs et surcorrectifs; la redresser par des mouvements d'extension et de traction; corriger ses déformations et celles de la cage thoracique par la compression des régions déformées, exercée pendant l'exécution des mouvements; améliorer l'état général des muscles, des articulations et de la nutrition.

Les exercices généraux sont utiles pour mobiliser toutes les articulations qui sont susceptibles de l'être et lutter contre le relâchement ou la rétraction des ligaments, l'atrophie ou la contracture des muscles. Les mouvements actifs lents, à grande amplitude, les mouvements rythmés, le massage vibratoire trouvent là des applications multiples dans le détail desquelles nous ne pouvons entrer, car elles varient pour ainsi dire avec chaque malade.

Les appareils statiques à employer sont ceux de la série K (fig. 6) : 1° un produit la surcorrection de la déviation; 2° l'autre le même mouvement renversé; 3° dans le troisième, chaise à dossier très élevé et à siège incliné, la correction se fait par l'attitude donnée

au bassin et la pression d'un coussin dur adapté au
dossier de la chaise qu'on appliquè à l'angle le plus

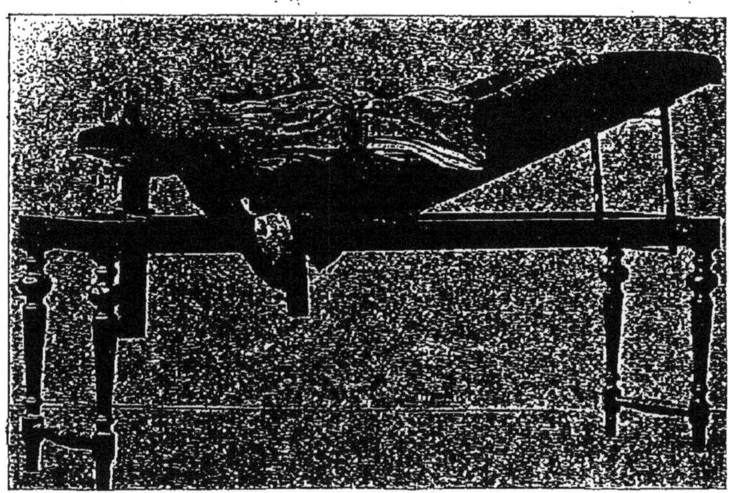

Fig. 6. — Appareil pour la détorsion de la colonne vertébrale.

saillant de la déviation. Le malade fait la pression en
comprimant le coussin entre le thorax et le dossier.

Dans la scoliose à double courbure, on emploie un
siège auquel sont annexés deux larges croissants qui,
grâce aux leviers d'angle qui le supportent, peuvent
exercer des pressions combinées sur les points du
rachis de hauteurs différentes correspondant au
sommet des angles de déviation.

Les appareils à redressement actif de la série L provoquent des modifications de courbure de la colonne
en sens opposé à la déviation à corriger et fortifient
en même temps les muscles.

Le malade est placé sur un siège incliné qu'il élève
ou abaisse, en tirant soit sur les deux cordes, soit sur

l'une ou l'autre, s'il est indiqué d'abaisser une des épaules pendant l'élévation du bassin.

La banquette suédoise sert aux mouvements de flexion du tronc en arrière ou en avant, le malade étendu.

Un autre appareil est mis en mouvement par les muscles latéraux. La banquette est mobile, le dossier fixe sert de point d'appui. Le malade appuie fortement ses bras sur les manches des branches latérales supérieures du dossier et peut alors exécuter le mouvement actif qui porte le bassin soit à droite, soit à gauche, suivant le sens de la déviation à corriger.

Un siège, mobile d'avant en arrière, et réciproquement, est mis en mouvement par le malade, les bras restant toujours étendus, de sorte que le tronc est alternativement fléchi en avant ou en arrière. Ce mouvement rappelle celui des rameurs. Cet appareil sert aussi dans le traitement de la cyphose et de la lordose.

Il y a deux appareils, dont l'un provoque la flexion latérale active des lombes, il demande peu d'effort, et dont l'autre est un siège surmonté d'un pilier d'où se détache un levier muni d'un poids déplaçable d'une part et d'un coussin creux sur lequel le malade, assis sur le siège, doit placer le sommet de la tête, en redressant la colonne vertébrale au maximum ; alors le levier et le poids remontent. On peut, en variant le poids, opposer une résistance croissante à l'effort des muscles dorsaux, et c'est là encore un excellent moyen de gymnastique dorsale.

Ce rapide exposé montre les multiples ressources de la mécanothérapie et la facilité très grande que donne cette méthode d'appliquer à chaque cas et à chaque malade l'exercice qui lui convient, et en même temps d'apprécier les résultats obtenus à l'aide de procédés de mensuration ingénieux et exacts.

Nous rappelons encore une fois que son principal avantage, c'est qu'elle permet, dans les déformations de la taille, comme dans les maladies de l'utérus, du cœur, du tube digestif, du système nerveux, des muscles, des os, des articulations, de parfaire et de compléter l'œuvre commencée par d'autres moyens thérapeutiques, qu'elle ne peut, ni ne doit supplanter.

# TABLE DES MATIÈRES

9864-00. — Corbeil. Imprimerie Ed. Crété.

# Traité de Médeciné et de Thérapeutique

PAR

**P. BROUARDEL** | **A. GILBERT**
Doyen de la Faculté de médecine de Paris | Professeur agrégé à la Faculté de Médecine

**10 vol. in-8 de 800 à 900 pages, illustrés de figures. Prix de chaque volume : 12 fr.**

**Tomes I et II. — Maladies microbiennes.** — I. — *Variole*, par Auché. — *Vaccine*, par Surmont. — *Varicelle*, par Galliard. — *Scarlatine*, par Wurtz. — *Rougeole*, par Grancher. — *Rubéole, Grippe*, par Netter. — *Diphtérie*, par Grancher et Boulloche. — *Coqueluche, Oreillons*, par Legroux et Hudelo. — *Erysipèle et Streptococcie*, par Widal. — *Pneumococcie*, par Landouzy. — *Staphylococcie*, par Courmont. — *Coli-bacillose*, par Gilbert. — *Fièvre typhoïde*, par Brouardel et Thoinot. — II. — *Typhus*, par Netter. — *Peste*, par Deschamps. — *Fièvre jaune*, par Mosny. — *Choléra*, par Thoinot. — *Dysenterie, Tétanos*, par Vaillard. — *Rhumatisme articulaire aigu*, par Widal. — *Tuberculose*, par Straus. — *Lèpre*, par Hallopeau. — *Syphilis, Chancre*, par Balzer. — *Morve, Charbon, Rage, Actinomycose*, par Ménétrier.

**Tome III. — Maladies parasitaires. — Intoxications. — Affections constitutionnelles. — Maladies de la Peau.** — *Maladies parasitaires*, par Girode. — *Trichinose*, par Brouardel. — *Paludisme*, par Laveran. — *Intoxications*, par Letulle. — *Alcoolisme*, par Lancereaux. — *Empoisonnements*, par Wurtz. — *Obésité, goutte, diabète*, par Richardière. — *Cancer*, par Gombault. — *Rhumatismes*, par Teissier et Roque. — *Rachitisme*, par Marfan. — *Maladies de la peau, pellagre, myxœdème*, par Gaucher et Barbe.

**Tome IV. — Maladies du Tube digestif et du Péritoine.** — *Maladies de la bouche et du pharynx*, par J. Teissier et Roque. — *Maladies de l'estomac*, par Hayem et Lion. — *Maladies de l'œsophage et de l'intestin*, par Galliard. — *Entérites infantiles*, par Hutinel. — *Péritoine*, par E. Dupré.

**Tome V. — Maladies du Foie, de la Rate, du Pancréas, des Reins, de la Vessie et des Organes génitaux.** — *Glandes salivaires*, par Dupré. — *Pancréas*, par Richardière et Carnot. — *Foie*, par Gilbert. — *Rate*, par Launois. — *Reins*, par A. Chauffard et Jeanselme. — *Organes génitaux de l'homme*, par L. Guinon. — *Organes génitaux de la femme*, par Siredey.

**Tome VI. — Maladies de l'Appareil circulatoire.** — *Cœur*, par Merklen. — *Artères*, par Roger et Gouget. — *Veines*, par Widal et Bezançon. — *Lymphatiques*, par Bezançon. — *Sang*, par Parmentier.

**Tome VII. — Maladies de l'Appareil respiratoire.** — *Nez*, par Cartaz. — *Larynx*, par Castex et Barbier. — *Séminologie de l'appareil respiratoire*, par Barth. — *Bronchites*, par Claisse. — *Broncho-pneumonie*, par Mosny. — *Pneumoconiose*, par Claisse. — *Tuberculose pulmonaire*, par Grancher et Barbier. — *Pneumonie*, par Landouzy. — *Asthme*, par Le Noir.

**Tome VIII. — Maladies de l'Appareil respiratoire et du Système nerveux.** — *Pleurésies*, par Landouzy. — *Cancer pulmonaire*, par Ménétrier. — *Pneumothorax*, par Galliard. — *Médiastin*, par Boinet. — *Apoplexie, Délire, Céphalalgie, Vertiges, Convulsions, Contractures*, par Achard. — *Paralysies, Hémiplégie, Paraplégie, Hémorragie, Embolie, Ramollissement*, par Marie. — *Aphasie*, par Ballet. — *Syphilis, Tumeurs, Abcès*, par Klippel. — *Encéphalite*, par Bourneville.

**Tomes IX et X. — Maladies du Système nerveux.** — *Paralysie générale*, par Raymond. — *Psychoses*, par Motet. — *Méningites*, par Hutinel et Klippel. — *Maladies de la moelle épinière*, par Déjerine. — *Syphilis médullaire*, par Gilbert et Lion. — *Maladies des nerfs périphériques*, par Pitres. — *Névroses, Hystérie*, par Gilles de la Tourette. — *Epilepsie, Paralysie agitante*, par Grasset. — *Migraine, Neurasthénie*, par Brissaud. — *Myopathies*, par Marinesco. — *Insolation*, par Vaillard.

**ENVOI FRANCO CONTRE UN MANDAT SUR LA POSTE**

# Traité de Chirurgie clinique et opératoire

PAR

| A. LE DENTU | PIERRE DELBET |
|---|---|
| Professeur de clinique chirurgicale à la Faculté de médecine de Paris | Professeur agrégé à la Faculté de médecine de Paris |

10 vol. in-8 de 800 à 1000 pages, illustrés de figures. Prix de chaque volume : 12 fr.

TOME I. — **Pathologie générale.** — **Maladies de l'Appareil tégumentaire.** — *Contusions et plaies*, par H. NIMIER. — *Complications des traumatismes*, par A. RICARD. — *Phlegmons, Septicémie, Infection purulente*, par J.-L. FAURE. — *Maladies générales et traumatismes*, par A. RICARD. — *Brûlures et froidures*, par A. LE DENTU. — *Gangrènes, ulcères, fistules*, par C. LYOT. — *Maladies et difformités des cicatrices*, par C. LYOT. — *Tuberculose et abcès froids*, par A. LE DENTU. — *Charbon et Pustule maligne*, par C. LYOT. — *Actinomycose*, par BRODIER. — *Néoplasmes*, par P. DELBET. — *Maladies de l'appareil tégumentaire*, par J.-L. FAURE.

TOME II. — **Maladies des Os.** — *Fractures*, par RIEFFEL. — *Maladies non traumatiques des os*, par MAUCLAIRE.

TOME III. — **Articulations, Muscles, Tendons, Gaines et Bourses séreuses.** — *Lésions traumatiques des articulations*, par CAHIER. — *Maladies inflammatoires des articulations*, par MAUCLAIRE. — *Arthropathies nerveuses*, par CHIPAULT. — *Ankyloses et tumeurs articulaires*, par MAUCLAIRE. — *Arthrites tuberculeuses*, par M. GANGOLPHE. — *Muscles, tendons, synoviales tendineuses et bourses séreuses*, par LYOT.

TOME IV. — **Nerfs, Artères, Veines lymphatiques, Crâne, Rachis et Moelle.** — *Nerfs*, par Ed. SCHWARTZ. — *Artères*, par Pierre DELBET. — *Veines*, par Ed. SCHWARTZ. — *Lymphatiques*, par H. BRODIER. — *Crâne, encéphale, rachis et moelle*, par A. CHIPAULT.

TOME V. — **Œil, Oreilles, Nez, Face, Mâchoires.** — *Œil*, par A. TERSON. — *Oreille et Nez*, par CASTEX. — *Vices de conformation de la face*, par LE DENTU. — *Mâchoires*, par NIMIER.

TOME VI. — **Bouche, Cou, Poitrine.** — *Bouche, lèvres, langue, glandes salivaires*, par H. MORESTIN. — *Œsophage*, par Michel GANGOLPHE. — *Larynx et trachée*, par LUBET-BARBON. — *Corps thyroïde*, par LYOT. — *Cou*, par ARROU. — *Poitrine*, par Ch. SOULIGOUX.

TOME VII. — **Mamelle, Abdomen et Intestin.** — *Mamelle*, par BINAUD. — *Abdomen, Péritoine, Intestin*, par A. GUINARD. — *Hernies*, par JABOULAY.

TOME VIII. — **Abdomen et Organes urinaires.** — *Mésentère, pancréas, rate*, par F. VILLAR. — *Foie et voies biliaires*, par FAURE. — *Rectum et anus*, par Pierre DELBET. — *Reins, capsules surrénales, uretères*, par ALBARRAN.

TOME IX. — **Organes génito-urinaires.** — *Vessie*, par LEGUEU. — *Urètre*, par ALBARRAN et LEGUEU. — *Prostate*, par ALBARRAN. — *Pénis*, par LEGUEU. — *Bourses et vaginale*, par SEBILEAU.

TOME X. — **Organes génito-urinaires.** — **Membres.** — *Testicule, vésicules séminales*, par SEBILEAU. — *Vulve et vagin, prolapsus génitaux*, par PICHEVIN. — *Utérus*, par Ed. SCHWARTZ. — *Annexes de l'utérus*, par LE DENTU et PICHEVIN. — *Membres*, par P. MAUCLAIRE.

LIBRAIRIE J.-B. BAILLIÈRE ET FILS

***Traité élémentaire de Thérapeutique,*** de matière médicale et de pharmacologie, par le D*r A. MANQUAT,* professeur agrégé à l'Ecole du Val-de-Grâce. 4e *édition*, 1899-1900, 2 vol. in-8 de 1050 pages chacun............................................... **24 fr.**

***Tableaux synoptiques de Thérapeutique,*** par le D*r DURAND,* 1899, 1 vol. gr. in-8 de 224 pages, cart...................... **5 fr.**

***Guide et formulaire de Thérapeutique,*** par le D*r HERZEN.* 1898, 1 vol. in-18 de 500 pages, cart........................... **5 fr.**

***Aide-mémoire de Thérapeutique,*** par le professeur Paul *LEFERT.* 1 vol. in-18 de 300 pages, cart..................... **3 fr.**

***Nouveaux Éléments de Matière médicale et de Thérapeutique,*** par les professeurs *NOTHNAGEL* et *ROSSBACH.* Introduction par *Ch. BOUCHARD,* professeur à la Faculté de médecine de Paris, membre de l'Institut. 2e *édition*, 1889, 1 vol. gr. in-8 de 920 pages.............................................. **16 fr.**

***Commentaires Thérapeutiques du Codex medicamentarius,*** Histoire de l'action physiologique et des effets thérapeutiques des médicaments inscrits dans la pharmacopée, par les D*rs GUBLER* et *LABBÉE.* 5e *édition.* 1896, 1 vol. gr. in-8 de 1061 pages...... **18 fr.**

***Cours de Thérapeutique,*** par *GUBLER.* 1880, 1 vol. in-8.... **9 fr.**

***Principes de Thérapeutique générale,*** par le professeur *FONSSAGRIVES.* 2e *édition.* 1884, 1 vol. in-8 de 590 pages.... **9 fr.**

***Études de Thérapeutique*** générale et spéciale (Injections hypodermiques), avec application aux maladies les plus usuelles, par le professeur *LUTON.* 1882, 1 vol. in-8 de 472 pages.............. **6 fr.**

***Travaux de Thérapeutique expérimentale,*** par *HENRIJEAN, VAN AUBEL* et *CORIN.* 1884, gr. in-8, 343 pages, avec 64 fig... **5 fr.**

***Médecine et Thérapeutique rationnelles,*** par le D*r COIFFIER.* 1 vol. in-18.............................................. **6 fr.**

***De la Prudence en Thérapeutique,*** par le D*r GUERMONPREZ.* 1893, in-8, 69 pages......................................... **1 fr. 50**

***Formulaire Officinal et Magistral international,*** comprenant environ 4000 formules tirées des Pharmacopées légales de la France et de l'étranger, suivi d'un mémorial thérapeutique. 4e *édition,* par le professeur *J. JEANNEL.* 1887, 1 vol. in-18 de 1044 p., cart.. **6 fr.**

***Formulaire de l'Union médicale. Douze cents formules*** favorites des médecins français et étrangers, par le D*r GALLOIS.* 4e *édition*, 1888, 1 vol. in-32 de 662 pages, cart.............. **3 fr.**

***Formulaire des Spécialités pharmaceutiques,*** composition, indications thérapeutiques, mode d'emploi et dosage, par les D*rs GAUTIER* et *RENAULT.* 1900, 1 vol. in-18 de 300 p., cart... **3 fr.**

***Étude sur la Révulsion,*** par le D*r BESSON.* 1892, 1 vol. gr. in-8 de 177 pages............................................. **4 fr.**

***La Transfusion du Sang,*** par le D*r ORÉ.* 1870, 1 vol. in-8 de 704 pages............................................... **12 fr.**

***Le Chloral et la Médication intraveineuse,*** par le D*r ORÉ.* 1877, 1 vol. gr. in-8 de 383 pages........................... **9 fr.**

***Les Médicaments oubliés.*** La Thériaque, par *J. BERNHARD.* 1893, 1 vol. in-16 de 150 pages.................................. **2 fr.**

ENVOI FRANCO CONTRE UN MANDAT SUR LA POSTE

## HYDROTHÉRAPIE. — MASSAGE. — CLIMATOTHÉRAPIE

*Formulaire d'Hydrothérapie*, par le D<sup>r</sup> *O. MARTIN*. 1900, 1 vol
in-18 de 300 pages, cart.................................... **3 fr**

*Formulaire des Eaux minérales, et de Balnéothérapi*
par le D<sup>r</sup> *E. DE LA HARPE*, 2<sup>e</sup> *édition*, 1896. 1 vol. in-18, cart. **3 fr**

*Traité théorique et pratique de l'Hydrothérapie*, par l
D<sup>r</sup> *LEROY-DUPRÉ*, 1899, 1 vol. gr. in-8 de 609 pages, avec fig. **10 fr**

*La Pratique de l'Hydrothérapie*, par le D<sup>r</sup> *E. DUVAL*. Préfac
par le prof. *PETER*. 1891, 1 vol. in-16 de 360 p., cart... **5 fr**

*Traité d'Hydrothérapie*, par *E. DUVAL*. 1888, 1 vol. in-8.. **10 fr**

*De la Balnéothérapie*, par le D<sup>r</sup> *LALLOUR*. 1876, in-8, 48 p. **1 fr. 50**

*La Santé, la Propreté et les Bains Douches*, par le D<sup>r</sup> *CARRIÈRE*
1900, in-8............................................... **3 fr**

*Formulaire du Massage*, par le D<sup>r</sup> *NORSTROM*, 1895, 1 vol. in-1
de 300 pages, cart....................................... **3 fr**

*Traité du Massage*, par le D<sup>r</sup> *NORSTROM*. 1891, 1 vol. in-8 d
672 pages............................................... **10 fr**

*Formulaire des Stations d'hiver et de Climatothérapie*, pa
le D<sup>r</sup> *DE LA HARPE*. 1895, 1 vol. in-18 de 300 pages, cart...... **3 fr**

*Traité de Climatologie médicale*, comprenant la météorolog
médicale et l'étude des influences du climat sur la santé, par l
D<sup>r</sup> *LOMBARD*. 1877-1879, 4 vol. in-8...................... **40 fr**

*Atlas de la Distribution géographique des Maladies* dans se
rapports avec les climats, par le D<sup>r</sup> *LOMBARD*. 1880, 1 vol. in-4 d
25 cartes en couleurs, cart.............................. **12 fr**

*Traité de Géographie et de Statistique médicales*, par l
D<sup>r</sup> *BOUDIN*. 1857, 2 vol. gr. in-8....................... **20 fr**

*Le climat de l'Italie et des stations du Midi et de l'Europe*
par le D<sup>r</sup> *CARRIÈRE*. 2<sup>e</sup> *édition*, 1876, 1 vol. in-8 de 640 pages. **9 fr**

## ÉLECTROTHÉRAPIE

*Précis d'Électrothérapie*, d'électrophysiologie et d'électrodi
gnostic, par le D<sup>r</sup> *BORDIER*. Préface par le professeur *D'ARSONVAL*
1896, 1 vol. in-18 de 600 pages, avec 150 fig., cart...... ....... **8 fr**

*Formulaire électrothérapique du Praticien*, par le D<sup>r</sup> *REGNIER*
1899, in-18, 255 pages, 34 figures, cart................. ..... **3 fr**

*Principes d'Électrothérapie*, par le D<sup>r</sup> *CYON*. 1873, 1 vol. in-8 **4 fr**

*Manuel d'Électrothérapie*, par le D<sup>r</sup> *TRIPIER*. 1861, 1 vol. in-18 d
624 pages, avec 89 fig.................................. **6 fr**

*Galvanothérapie*, par le D<sup>r</sup> *REMAK*. 1860, 1 vol. in-8 de 467 p. **7 fr**

*Électricité statique* et son emploi en thérapeutique, par le D<sup>r</sup> *VIGOU*
*ROUX*. 1882, in-8, 103 pages, avec pl.................. **3 fr. 50**

*Valeur thérapeutique des Courants continus*, par le D<sup>r</sup> *J. TEIS*
*SIER*. 1878, in-8, 170 pages, avec figures............... **3 fr. 50**

*L'Électricité appliquée à la Thérapeutique chirurgicale*
par le D<sup>r</sup> *ABEILLE*. 1870, gr. in-8, 110 pages............... **3 fr**

*De la Sensibilité électrique de la Peau*, par le D<sup>r</sup> *BORDIER*
1896, gr. in-18, 80 pages, avec 20 fig.................... **5 fr**

www.ingramcontent.com/pod-product-compliance
Ingram Content Group UK Ltd.
Pitfield, Milton Keynes, MK11 3LW, UK
UKHW021747090726
13657UKWH00002B/970

9 782329 067773